認知症に心理学ができること

医療とケアを向上させるために

日本心理学会 監修
岩原昭彦・松井三枝・平井 啓 編

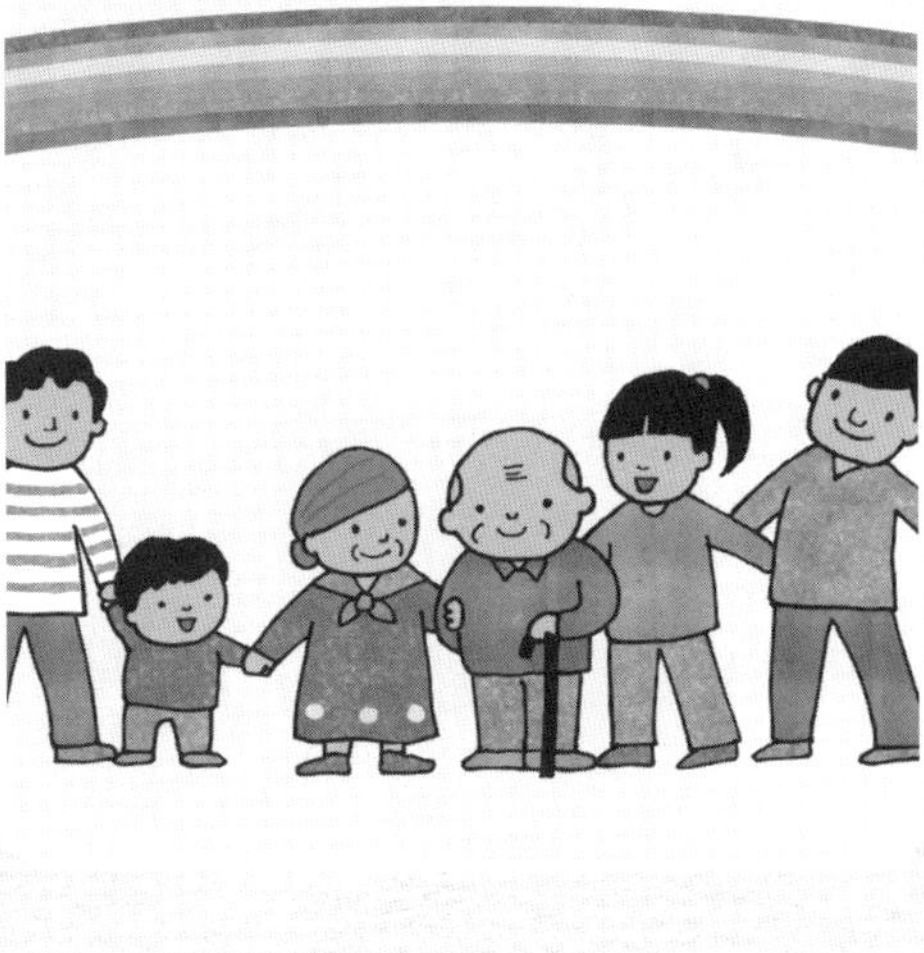

日本心理学会
心理学叢書

誠信書房

日本心理学会 心理学叢書

心理学叢書刊行にあたって

日本心理学会では、二〇一一年の公益社団法人化を契機として、公開シンポジウムの実施を拡充してまいりました。現在は、次の三つのシリーズを企画し、全国各地で公開シンポジウムを開催するに至っています。

・教育や医療、司法等の現場における心理学の貢献を紹介する「社会のための心理学シリーズ」
・心理学の科学としての側面を中心に紹介する「科学としての心理学シリーズ」
・高校生や教員の方を対象として、様々な分野の心理学を紹介する「高校生のための心理学講座」

いずれのシンポジウムも大変なご好評を頂いており、参加できなかった方々からも、講演の内容を知ることができないか、といったご要望を数多く頂戴しています。そうした声にお応えして、二〇一四年から心理学叢書を上梓することとなりました。本叢書は、シンポジウムでお話しした内容をさらに充実させ、わかりやすくご紹介することを目的として、刊行されるものです。

編者や執筆者の方々はもちろんのこと、シンポジウムの企画・運営にお骨折り頂いた教育研究委員会、とりわけ、講演・出版等企画小委員会の皆様に厚く感謝申し上げます。

二〇二一年四月吉日

公益社団法人日本心理学会

理事長　坂上貴之

編者はじめに

二〇二〇年六月時点で総人口に占める六五歳以上の割合は二八・七％であり、わが国はすでに超高齢社会に突入しています。認知症患者は二〇二五年には七〇〇万人を超え、高齢者の約五人に一人が認知症に罹患すると予測されています。このように認知症は誰もがなり得るものであり、家族や自分の近くにいる人が認知症になることも珍しくはないのです。認知症の病態や治療、そして予防についての研究はこの数十年間で盛んに行われてきました。しかしながら、認知症は今もなお完全には解明されておらず、謎の多い病気です。こうしたなか、二〇一五年一月に「認知症施策推進総合戦略――認知症高齢者等にやさしい地域づくりに向けて」（新オレンジプラン）が策定され、認知症の人を単に支えられる側と考えるのではなく、認知症の人が認知症とともによりよく生きていくことができるよう、認知症の人の意思が尊重され、できる限り住み慣れた地域のよい環境で自分らしく暮らし続けることができるような社会を実現すべくさまざまな試みが実践されています。本書は、認知症医療や認知症患者やその家族の支援に対して、心理学がどのような貢献をしていくべきなのかについて今一度考えてみることを目的として編集されました。

認知症に関わる諸問題に対して心理学が貢献すべき三つの分野を念頭に置いて本書を構成しました。第Ⅰ部では認知症の診断や治療に関わる分野を、第Ⅱ部では認知症患者の支援に関わる分野を、第Ⅲ部では認知症の保健・医療の分野を取り上げています。本書の企画には、公認心理師という国家資格の誕生が大きく関わっています。認知症の医療や保健や福祉において、どのような役割が公認心理師に求められるのかを考えてみようというのが本書を企画したときの思いでした。認知症医療や認知症患者や家族のケアに対して心理学ができることは、神経心理学や臨床心理学を基にした実践だけでなく、認知心理学や健康心理学をはじめとした多くの心理学の領域で行われている研究や実践のなかにもたくさんあるのではないでしょうか。本書は、第一線で研究や支援活動を行っている専門家に、「認知症に心理学ができること」という観点から執筆していただきました。

認知機能のアセスメントには、全般的な認知機能の低下状態を評価するスクリーニング検査と、個別の認知機能（たとえば、記憶機能や注意機能）の状態を多角的かつ詳細に評価する掘り下げ型検査とが用いられています。スクリーニング検査は、認知症によって日常生活に支障が生じている可能性を検出することには有用ですが、認知症を初期の段階で検出することや認知症のタイプを鑑別することには適していません。掘り下げ型検査は、低下している能力と低下していない能力とをある程度正確に評価できる一方で、測定には長い時間と高度なスキルとが求められます。また、わが国では、認知症を早期に発見するスクリーニング検査の開発が大幅に遅れているとともに、掘り下げ型検査の種類が欧米に比べて圧倒的に少ないという現状があります。これらの検査の開発にも、心理学の専門家が積極的に関与することが求められているのでしょう。このような事情を鑑み、第I部では、認知症の診断や治療に心理学がどのように貢献するべきなのかという問題を取り上げています。第1章では、認知症を早期に正確に診断し、初期の認知症患者に多職種連携の枠組みで在宅支援を実施することで、認知症の当事者と介護者の心理的サポートを実現していくことの重要性について論じられています。第2章では、認知症患者の診断に際しては、神経心理学的アセスメントに臨床的観察から得た定性的情報を盛り込むことで、認知症患者を包括的に理解すべきであることが症例をもとにして論じられています。また、第3章では、医療の現場で心理学的測定を用いることは、単に数値を算出することが目的でなく、測定と評価に対する知識を十分に持ったうえで行うコミュニケーションにこそ意味があると述べられています。

認知症の初期段階では、患者と家族は、不安や悲嘆、場合によって抑うつさえも経験するため、認知症と関連する気分や行動の変化が最小になるように、それらの感情を処理する方略を心理学の専門家は提供しなければならないでしょう。認知症が進行した段階では、患者本人のＱＯＬ（quality of life）を維持するだけでなく、家族が感じるストレスを低減し、家族のＱＯＬを維持するように支援することが求められています。認知症患者の失われた能力と残された能力とを正確に評価したうえで、生活環境を設計したり、有用な道具や手段を提供したりすることを他の専門職と連携して取り組まなければなりません。また、心理学の専門家には、在宅看護や在宅介護に関わる支援、医療同意や財政計画、成年後見に関わる支援などを患者本人や家族が選択をするのを手助けするよう、家族間のコミュニケーションを促進する役割を担うことも期待されています。そこで、第Ⅱ部では、認知症患者を支援するために心理学はどのように貢献すべきなのかという問題を取り上げています。第4章では、認知症の人と本人を取り巻く社会の双方が、安心かつ安全に契約や経済活動を円滑に行える社会を実現することに、心理学の専門家がどのように関わることができるのかについて紹介されています。第5章では、できないことだけでなく、できることにも目を向けることが、介護をする家族だけではなく介護をされる認知症の人々にとっても大切なことだと述べられています。第6章では、認知症の人と介護する人とのお互いの苦しみを低減するためには、介護者との言語的・非言語的なコミュニケーションのあり方が重要であることが実践例を踏まえたうえで論じられています。

認知症患者や家族に対する心理的支援において、今後、本腰を入れなければならないことは、診断前や診断後に行うカウンセリングではないでしょうか。さらに言えば、もっと早い段階で、できれば壮年期の間に、認知機能の低下を防止することに資する情報を人々に提供することも心理学の専門家に求められていると思います。また、認知症の保健や医療の現場では、多職種連携の枠組みで、心理学の専門家が心理的支援に関するコンサルテーションを他の専門職に行うことも期待されています。第Ⅲ部では、認知症を予防したり、認知症と共生したりすることを実現するために、心理学が果たすべき役割について取り上げています。第7章では、認知機能を高く保っている高齢者がどのように誕生したのかについての最新の知見を紹介するとともに、認知症予防の新しい形やそこでの心理学の貢献のあり方について提言されています。第8章では、心理学の専門家が多職種連携の枠組みでアウトリーチすることが、認知症とともに生きる社会や認知症の人とともに生きる社会を構築することに寄与すると述べられています。第9章では、認知症医療を支える心理職には、神経心理学的知識を獲得していること、包括的アセスメントができること、多職種連携の枠組みで心理コンサルテーションができることが求められていることや、それらの資質をどのように育成していくのかについて論じられています。

認知症は早期に発見しても完治できない病気ではありますが、進行を緩やかにすることは可能です。しかし、認知症を早期に診断できるツールを開発しても、認知症の患者や家族を支援するさまざまな社会保障制度を充実させても、認知症と診断された人や家族に対して心理的な支援を実施するための制度が整っていなければ、当事者は専門家に接近すること自体をあきらめてしまうかもしれません。認知症患者の罹患率を下げることや重症化率を下げることは、国の医療費や介護費を削減するためにも重要です。認知症医療における多職種連携の枠組みのなかで、心理学の専門家は多くの課題に取り組まなければならないと思います。本書が、認知症の保健・医療・福祉に心理学がこれまで以上に大きく貢献する契機となれば幸いです。なお、本書は、二〇一八年に行われた日本心理学会主催の公開シンポジウム「認知症医療への心理学的貢献」の話題提供者を中心として執筆を依頼したものです。日本心理学会事務局のスタッフと出版にご尽力いただいた誠信書房の小林弘昌氏に感謝いたします。

二〇二一年三月

岩　原　昭　彦

目次

第Ⅱ部 認知症患者の支援に対する心理学的貢献

第8章 認知症の人と共生する社会の構築 132

第Ⅰ部

認知症の診断や治療における心理学的貢献

第1章 認知症医療における心理学の重要性
——神経心理学的視点と心理的サポート

【池田　学】

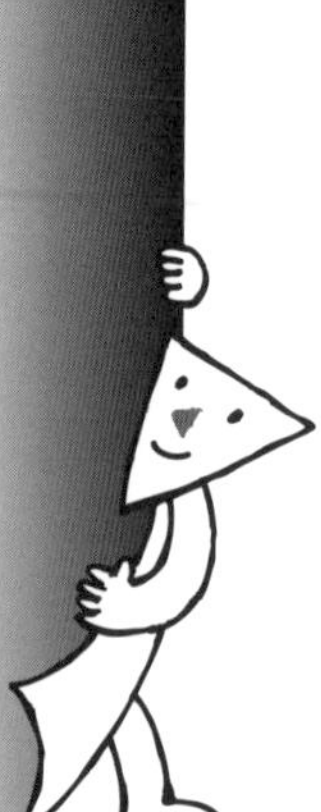

1 はじめに

わが国は急速な高齢化とともに認知症者の数も著しく増加しており、前任地の熊本大学神経精神医学教室のデータを含む全国一〇カ所の有病率調査から推計された二〇一一年時点での認知症者の人数は四六二万人、軽度認知障害（mild cognitive impairment：ＭＣＩ）の高齢者は四〇〇万人で、現時点の認知症とＭＣＩの数はすでに各々五〇〇万人を超えたとする試算も報告されています。高齢者、とりわけ認知症を抱える高齢者にやさしい地域社会（dementia friendly community）づくりは、わが国の認知症政策の根幹をなす認知症施策推進総合戦略（新オレンジプラン）の副題にも掲げられていますが[1]（**図1-1**）、このように強調されなければならないほど、現代社会は高齢者、特に認知症を抱える高齢者にはやさしくない、生きづらい社会になっているということの裏返しと考えるべきでしょう。特に、独居高齢者や高齢者夫婦だけの世帯の増加に伴い[2]（**図1-2**）、認知症の人の意思が尊重され，できる限り住み慣れた地域のよい環境で自分らしく暮らし続けることができる社会の実現を目指す。

①認知症への理解を深めるための普及・啓発の推進

②認知症の容態に応じた適時・適切な医療・介護等の提供

③若年性認知症施策の強化

④認知症の人の介護者への支援

⑤認知症の人を含む高齢者にやさしい地域づくりの推進

⑥認知症の予防法，診断法，治療法，リハビリテーションモデル，介護モデル等の研究開発及びその成果の普及の推進

⑦認知症の人やその家族の視点の重視

図 1-1　認知症施策推進総合戦略――新オレンジプラン（厚生労働省[1]）

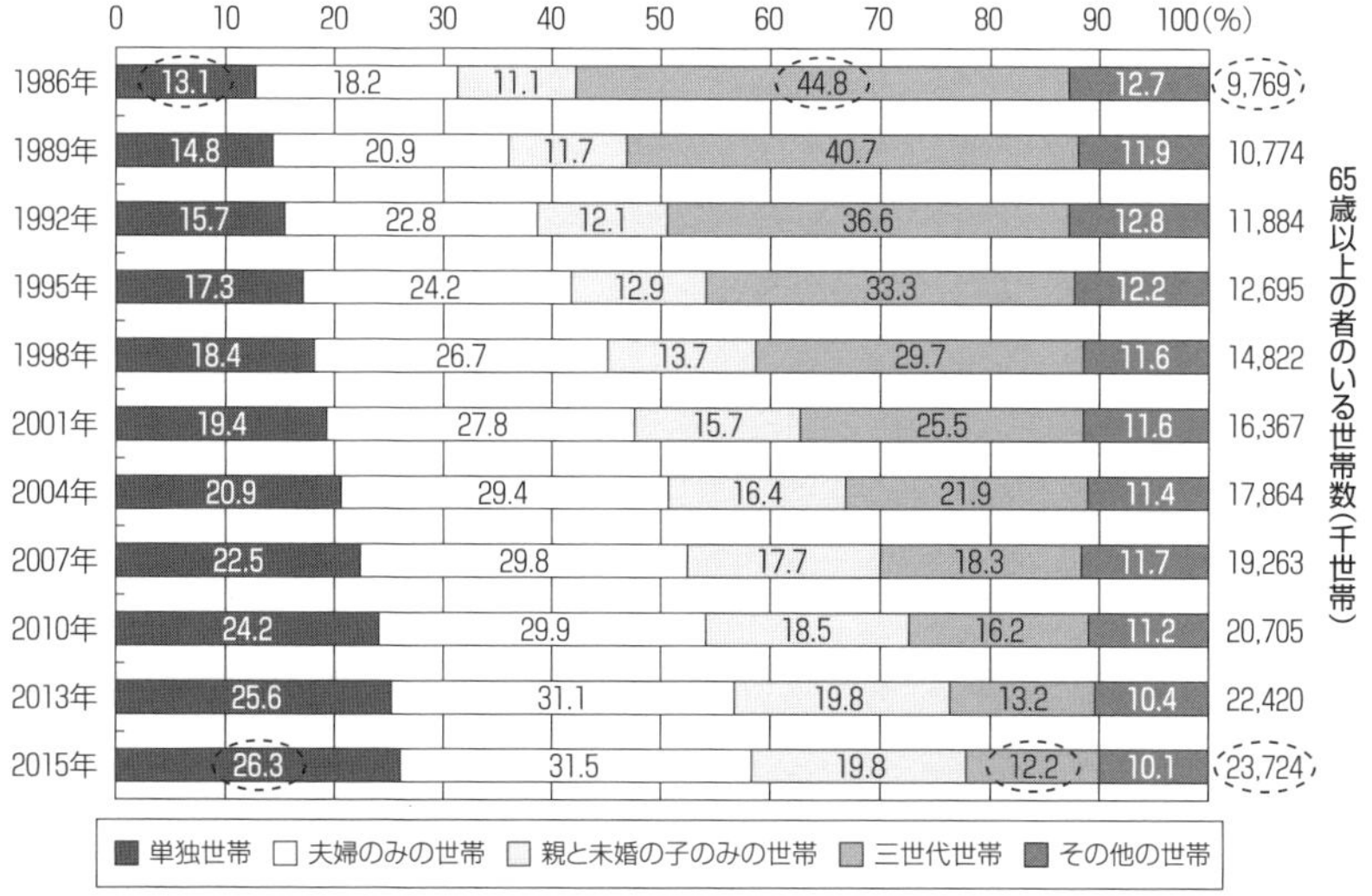

図 1-2　世帯構造別にみた65歳以上の者がいる世帯数の構成割合の推移（厚生労働省[2]）

資料：厚生労働省政策統括官付世帯統計室「国民生活基礎調査」

注：1．1995年の数値は，兵庫県を除いたものである。

2．「親と未婚の子のみの世帯」とは，「夫婦と未婚の子のみの世帯」及び「ひとり親と未婚の子のみの世帯」をいう。

地域における一人暮らしの初期認知症やMCI段階の高齢者の生活支援と本人ならびに介護者の心理的サポートは喫緊の課題です。

このたびの新型コロナウイルス感染症パンデミックでは、高齢者、特に認知症高齢者が社会的弱者であるということが、改めて明らかになりました。新型コロナウイルス感染症による死者の八割以上が高齢者であると言われていますが、欧米の友人たちによると、現在示されている医療統計の多くには、欧米の介護施設内での集団感染による死亡者数は含まれていないそうです。私が勤務する大学病院に入院中の患者に対する面会は長期間にわたり原則禁止になりましたが、介護施設の多くは今なお家族や友人の面会を禁止しています。また、デイサービスが中止になったり介護者が感染症を恐れて通所や訪問サービスを中止した事例も多数経験しました。認知症になっても安心して暮らすことのできる社会の実現には、いかに多くの課題が山積しているのかを思い知らされたこの一年間でもありました。

2 神経心理学的視点と認知症診断への貢献

認知症に対する社会的関心の高まりや治療法の進歩を背景に、認知症を病初期の段階から的確に診断することが求められています。また、アルツハイマー病に関しては、疾患修飾薬の治験も開始されており、すでに治験のスクリーニング検査として使用が始まっているアミロイドPETなどのバイオマーカーを用いた超早期(遅くともMCI段階)からの診断がスタンダードになる日も近いと思われます。しかし、現時点においては日常臨床で用いることのできるバイオマーカーは少数で、コストや時間がかかるといった当事者の負担も大きいことから、早期診断にも神経心理学的視点に基づく症候学的アプローチが最も重要です。本章では四大認知症

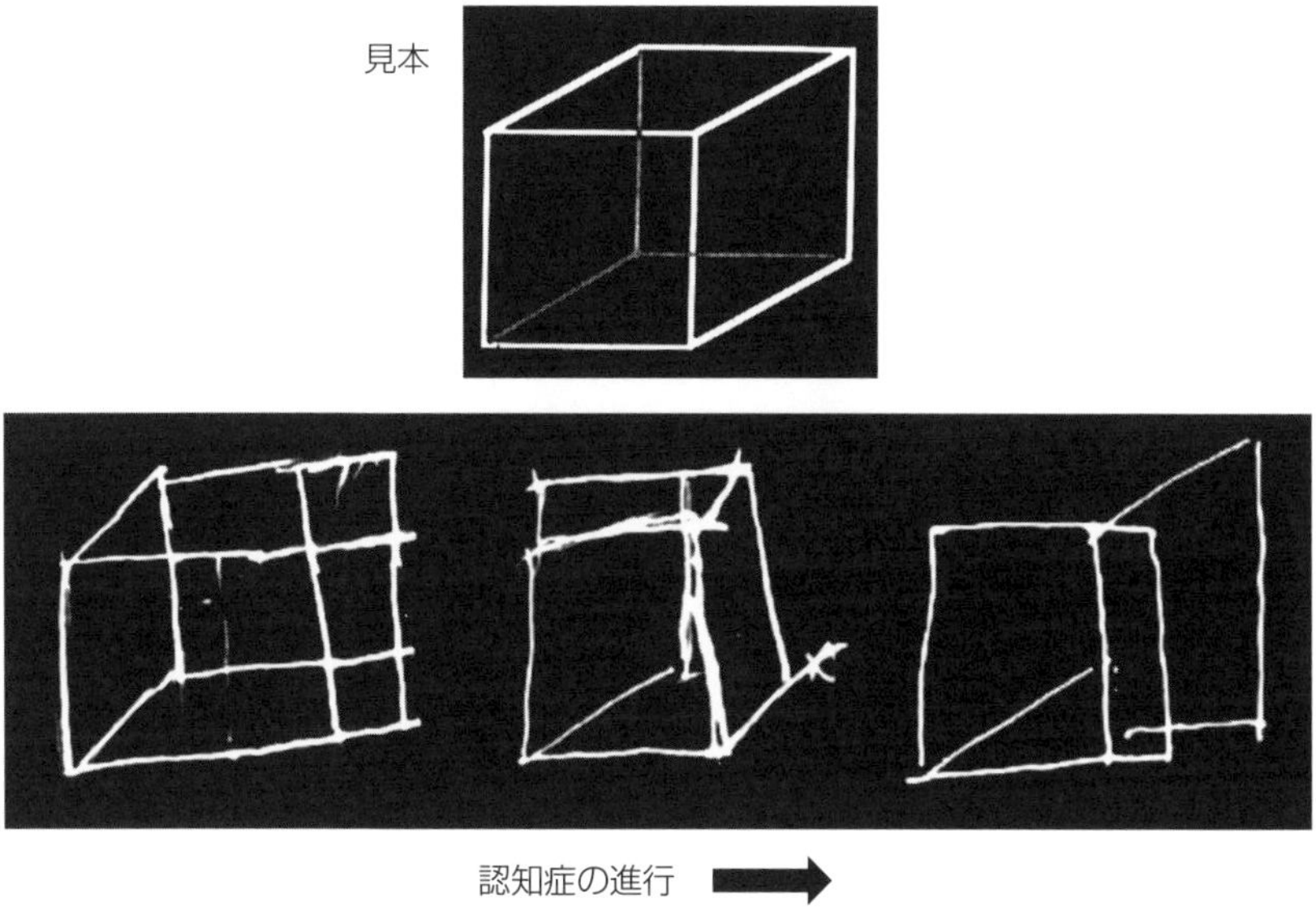

図1-3　アルツハイマー型認知症患者の立方体の模写

のうちアルツハイマー型認知症、レビー小体型認知症、ならびに前頭側頭型認知症を取り上げてみたいと思います[3・4]。

A　アルツハイマー型認知症

潜在性に発症し、緩徐に進行します。側頭葉内側部（海馬周辺）の脳萎縮が早期から目立ち、近時記憶障害で発症することが圧倒的に多く、進行に伴い見当識障害や頭頂葉症状（視空間認知障害、構成障害）が加わります（**図1-3**）。実行機能障害（調理などの段取りが悪くなるなど）も早期からみられます。社会性が保たれていることが多く、場合わせ、取り繕い反応が目立ちます。早期から局所神経症状を認めることは少ないです。比較的早期から物盗られ妄想が認められる場合があり、他の認知症と同様、進行に伴いアパシー（発動性の低下・無関心）が次第に目立つようになります。

ＭＣＩのレベルでは病識も保たれ、単独で受診することもしばしばあるので、慎重な対応が必要です。

たとえば、生活は完全に自立しているものの大事な約束を忘れてしまうなど、日常生活上でも記憶障害が顕在化している場合もあります。また、服薬管理や銀行口座の開設など複雑な手段的日常生活動作（instrumental activities of daily living：ＩＡＤＬ）には時間を要したり軽微な支障をきたしていることもあります。同時に二つの作業をすると一方を忘れてしまうこともあります。

若年性（六五歳までに発症した）アルツハイマー型認知症の場合は、記憶障害が比較的目立たず、失語や視空間認知障害などの巣症状、抑うつなどが前景に立つ例もあり、より慎重な診断が求められます。若年性アルツハイマー型認知症に抑うつが合併した場合、うつ病としての治療や精神面でのケアが重要になります。また、就労中や子育て中の患者も多いため、職場との協働による仕事内容の調整や配偶者だけでなく子どもの心理的サポートも必要です。

B　レビー小体型認知症

アルツハイマー型認知症、血管性認知症に次いで多く、認知症の少なくとも一〇％以上を占めると考えられています。発症と進行は緩徐で、認知障害もアルツハイマー型認知症に似ていますが、異なる点は、記憶障害が比較的軽度で、実行機能障害、視空間認知障害や構成障害は早期から目立つことが多いということです。すなわち、前日のデイサービスで旅行に行ったことなどを思い出せる人が、立方体の模写すらできないこともあります。また、注意機能をはじめとした認知機能が激しく変動することも特徴です。状態の良いときは認知症の存在を疑うほどであっても、悪いときにはその場では認知症の有無の判定すら困難な、せん妄と言わざるを得ない状態となります。数分、数日、あるいは数カ月単位で症状が変動します（**図1-4**）。四肢の筋肉が硬くなり体の動きが遅くなるパーキンソン症候が、認知障害の出現する前からみられることもあれば、認知障害が

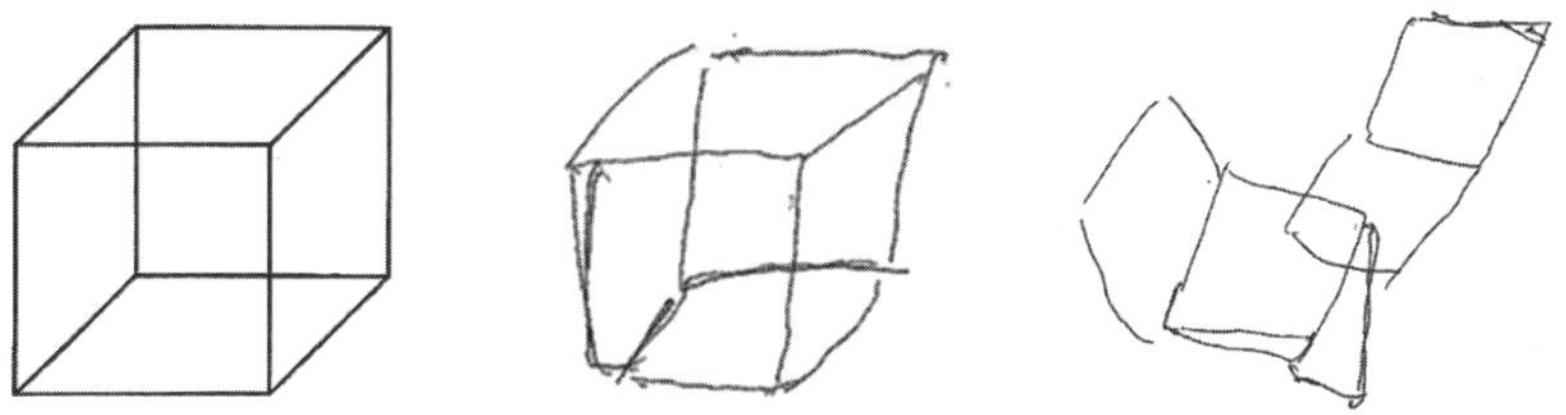

図 1-4　レビー小体型認知症患者の立方体の模写（認知の変動）

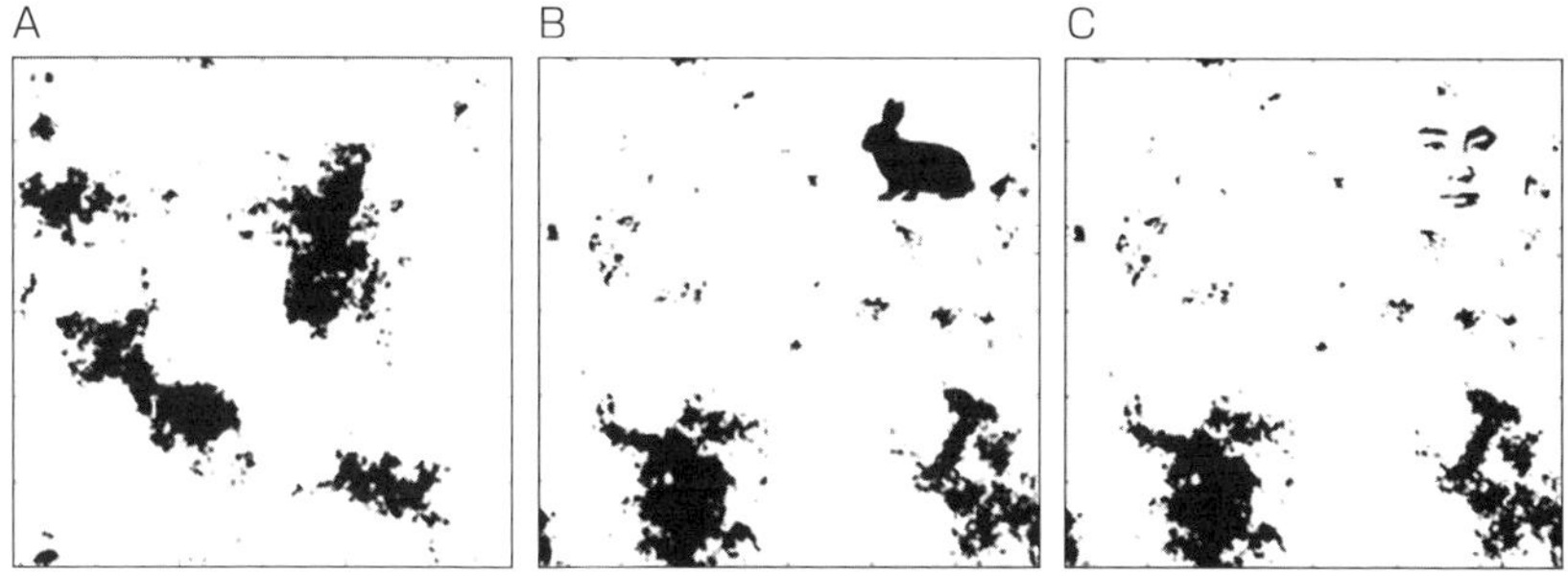

図 1-5　ノイズパレイドリア検査（Yokoi ら[5]）

レビー小体型認知症患者は意味のない表象に意味を求める傾向がある。パレイドリアとは，顔のないノイズ画像に対して「顔がある」と答えたり，顔があるノイズ画像で顔がある場所と異なる場所に「顔がある」と答えたりする現象のことである。

目立ってきた後に出現することもあります。典型的な振戦は比較的少なく、筋固縮や姿勢反射障害の目立つことが多いと言われています。また、鮮明で生々しい幻視（人、小動物、虫など）が特徴的です。ハンガーに掛かった服が人に見えたりする錯視もしばしばみられます。幻視を診察場面で確認できることは少ないので、錯視を人為的に誘発するパレイドリア刺激が開発され、スクリーニング検査として用いられています[5]（**図 1-5**）。中核症状の一つとして、レム期（夢を見ている時期）に、大きな寝言や叫び声を上げたり、手足を動かしたりするレム睡眠行動異常症の確認も診断には重要で、前述した認知機能の変動、パーキンソン症候、幻視といった他の中核症状よりも五年程度先行して出現することが知られています。ただし、睡眠中の脳波・呼吸・眼球運動などの体の状態を調べるための睡眠ポリソムノグラフィーを日常臨床で実施することは困難なことが多く、「寝言の質問紙」を用いたスクリーニング検査も開発されています。

なお、嗅覚障害、便秘や起立性低血圧などの自律神経症状、前記のレム睡眠行動異常症、せん妄、うつ病や幻覚妄想などが認知機能の低下に先行することもしばしばあります。このように、レビー小体型認知症の場合は、認知機能が低下する前から早期診断が可能になりつつあり、症状の出現順序がある程度予想できるので、症状出現を予測したケアが検討可能です。たとえば、起立性低血圧やパーキンソン症候が目立つ場合は、転倒予防や誤嚥《ごえん》の予防を優先させる必要があります。

C　前頭側頭型認知症

前頭側頭型認知症は、著明な精神症状や行動障害、言語障害を呈する、若年性認知症の代表的な疾患の一つです。三つの臨床サブタイプのなかで、行動障害が中心の行動異常型前頭側頭型認知症ならびに意味記憶障害と行動障害が目立つ意味性認知症は指定難病になっています。

前頭側頭型認知症ではアルツハイマー型認知症やレビー小体型認知症と異なり脳の後方部が保たれるため、ある程度進行するまでは日常生活動作（activities of daily living：ＡＤＬ）そのものに問題は生じませんが、脳の前方部の機能が低下し脳の後方部、辺縁系、基底核系への抑制が外れ、これらの機能の持つ本来の行動パターンがあらわとなり、前頭葉の機能そのものに由来する行動異常と併せて出現します。たとえば、万引きなどの犯罪を含む社会的規範を破るような行動（社会的に不適切な行動）、葬儀における不適切な笑いなどのマナーや礼儀作法の欠如、向こう見ずな自動車運転[6]（**図1-6**）など早期から脱抑制が目立ちます。アパシー／無

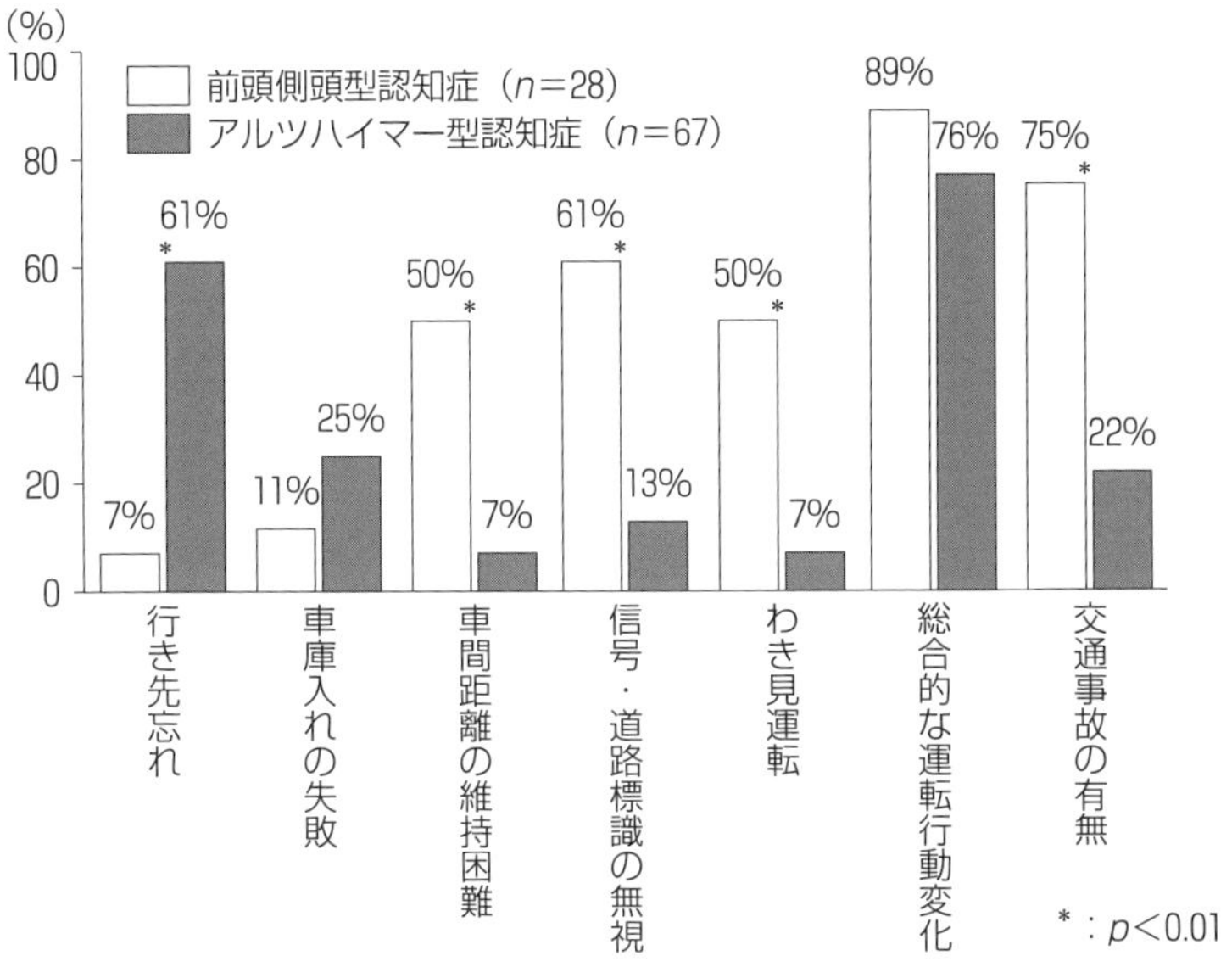

図 1-6　前頭側頭型認知症とアルツハイマー型認知症の運転行動の特徴比較

（Fujito ら[6]を著者一部改変）

気力も早期からみられる症状であり、他の認知症に比べて重度でかつ広範です。他人への思いやりや共感がなくなり、家族や支援者には性格変化と捉えられていることもあります。時刻表的生活にこだわる、決まった道を散歩するなどの常同行動、単語、句、あるいは物語全体の習慣的な繰り返しなどの常同言語、物を集めたりため込んだりする強迫行動が高頻度に出現します。甘辛いものへの嗜好《しこう》の変化、過食、決まった銘柄やメニューへのこだわりなどの食行動の変化も早期から高頻度にみられ[7]、常同／強迫行動と並んでアルツハイマー型認知症などとの鑑別にも重要な症状です。

　前頭側頭型認知症は、前記のような特徴的な精神症状や行動異常により、処遇の最も困難な認知症と考えられています。前頭側頭型認知症のケアは前述したような精神症状や行動異常によって、アルツハイマー型認知症のそれと比べてはるかに困難を伴うことが多いです。新型コロナウイルス感染症パンデミック下において

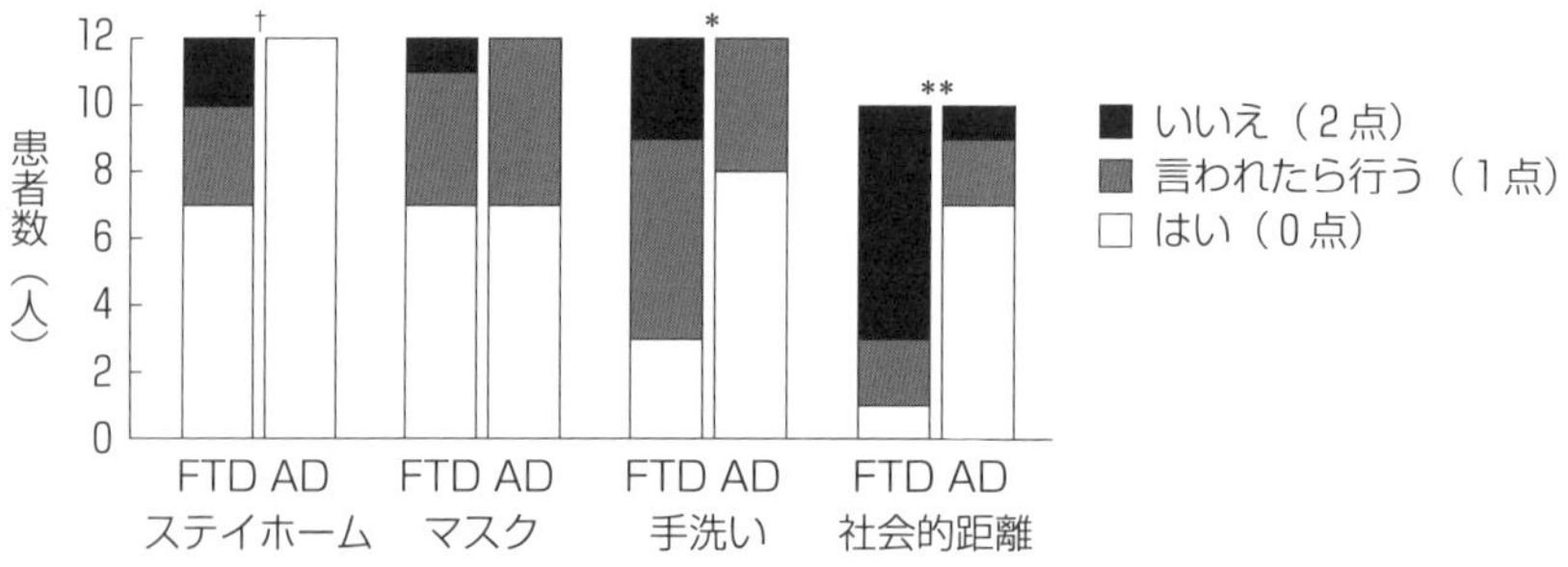

図1-7　各感染予防行動の実践の有無と程度（Suzukiら[8]から著者作成）

「社会的距離」では各群2名ずつ「わからない」と回答した。FTD：前頭側頭型認知症，AD：アルツハイマー型認知症，**：$p<0.01$，*：$p<0.05$，†：$p<0.1$。

も、アルツハイマー型認知症の患者と比較してソーシャルディスタンス（social distance）、手洗い、ステイホーム（staying home）などの予防行動を守ることができず（**図1-7**）、介護者の負担がより大きくなったことが明らかになりました[8]。

3　神経心理学的視点を含む、多職種による認知症ケアへの貢献[9]

前述したような認知症者の急増に対して、国は新オレンジプラン（図1-1）を策定し、さまざまな認知症施策を展開していますが、その基本的な考え方は、「認知症の人の意思が尊重され、できる限り住み慣れた地域のよい環境で自分らしく暮らし続けることができる社会の実現を目指す」ことにあります。この新オレンジプランの実現には、適時適切な介入により住み慣れた環境におけるＡＤＬの維持と安全確保が前提となります。多様な条件下における在宅でのケアは、集団での施設や病院でのケアと比較して、はるかに高いスキルが求められ、コストも増加すると考えられます。

大阪大学の精神科では、独居の初期認知症やＭＣＩの高齢者、利用可能な介護サービスの少ない若年性認知症者の生活支援を目的に、検査入院患者の自宅訪問を実施し、作業療法士、心理師、精神保健福祉士、看護師に加えて、若手医師などによる、多職種チームで専門性の高い活動を展開しています。独居の認知症者の退院前支援では、引き続き住み慣れた自宅で暮らし続けたいという本人ならびに本人の希望を尊重したいという離れて暮らす家族の意思を十分確認したうえで、入院により主治医と担当看護師が地域のサービス利用で独居の継続が可能と判断した場合、前記の専門職チームが当事者と離れて暮らす家族、ケアマネジャーとともに退院前に自宅を訪問し、さまざまな環境整備を試みます。若年性認知症者に対しては、多職種での訪問により本人の自立を支援するとともに、地元の介護サービスへの途切れない移行を試み、疾病教育と併せて介護者の心理的な負担の軽減を図ることを目的としています。

たとえば、筆者が主治医だった六三歳の右利き女性は、夫と二人で若年性認知症に特化したサービスのない県境地域で暮らしていました。主訴は、本人は言葉が出てこない、夫は一日中同じことを尋ねられてイライラする、ということでした。受診二年前から友人の顔と名前が分からなくなっていることに夫が気づいていました。一年前から、時計や冷蔵庫など日常生活のありふれた物の名前が分からなくなり、大好きな花の名前が出てこなくなりました。繰り返し「これは何？」と夫に確認するため、夫は困り果てている一方で、本人は簡単な言葉が分からなくなったことで気分が落ち込むことが多くなっていました。近医の神経内科を受診したところ、意味性認知症が疑われ、われわれの専門外来を受診し、夫のレスパイト（休息）も兼ねて検査入院となりました。自分の名前や日付は正しく答えられ、昨日準備した夕食の内容に関する記憶も正確でしたが、「呼称検査」で、実物の鉛筆を見せても答えることができず、「エンピ」というヒントがあっても答えられませんでした。「エンピツ」という答えを教えても「これはエンピツというものですか？」と鉛筆という言葉を初めて聞くかのような様子でした。すなわち、初発症状として、相貌の認知障害を呈し、続いて語義失語が顕在化していました。ＭＲＩでは、右優位の両側側頭葉の限局性脳萎縮を認めました。

本人が「頭がバカになってしまった」、「言葉のリハビリがしたい」と繰り返し訴えたため、意味性認知症の主要な行動特徴の一つで本例でもみられた常同行動（初期には、常同行動が時間軸に沿って展開することも多く時刻表的生活と呼ばれる）を利用して、心理師が言語に関するリハビリテーションを実施することにしました（ルーチン化療法）。すなわち、言語の評価やリハビリテーションを同じ治療者が同じ時刻に開始し、一日の生活パターンに組み込むことを試みました。

退院直後に担当の心理師と作業療法士が自宅を訪問し、本人と夫に日常生活上必要な（言葉で名前を言えたり理解できたりすることが特に必要と思われる）物品を選んでもらい、少なくともその物品の呼称か指示ができることを確かめたうえで、デジタルカメラで撮影し、その写真を表にその裏にはふりがな付きの名前を書いた訓練用カードを作成し、夫に病棟での訓練と同じ方法で同じ時刻に練習を開始するように依頼しました。するとまもなく、夫の指導なしに自習できるようになり、訓練した言葉は三二週後も高率に維持され、日常会話にも使用することができ、夫に物品名を尋ねることが著しく減少しました。さらに、疾患の特性と自習訓練の方法を地元の認知症デイケアに伝え、円滑に毎日の通所が可能となり、以後、失語症状と行動障害の進行はあるものの四年以上にわたって在宅生活を維持できていました。

4 介護者への心理的支援

前述したように六五歳未満で発症する若年性認知症への対応にも、専門職による多職種チームの関わりが重要です。若年性認知症は原因疾患が多様であり、正確な診断が極めて重要であるのみならず、症状の特徴、予後、家族発症の可能性、指定難病制度、介護保険制度などの知識を持つ専門職の関与が必要です。行動異常型前頭側頭型認知症や意味性認知症だけでなく、前記のように若年性アルツハイマー型認知症の症状も視空間認知障害などの頭頂葉障害が前景に立つ場合や、失語症などの側頭葉障害が中心の場合、初期には行動障害が目立つ前頭葉優位型の場合など、高齢発症のアルツハイマー病に比べて症状が多様で、多彩な高次脳機能障害と特徴的な行動障害がみられることが多く、症状に精通したケアの技術が求められます。さらに、初期に診断がついたとしても、デイケア、デイサービスの利用が有効になるくらい進行するまでの間の居場所の確保が非常に難しいことが知られています。また、高齢者中心の集団的なケアになじめないことも多く、当事者が通常のサービス利用を強く拒否することもしばしばあります。さらに、家族介護者は、患者の病態を理解できず、相談窓口も分からず、一人で抱え込んでしまうこともしばしばあります。

われわれは、作業療法士と心理師が中心となって、主に若年性認知症を対象とした集団プログラムを用意し、診断後に地元での介護保険によるサービス利用へつなぐ役割を目指しています。たとえば、意味性認知症の集団プログラムでは、四回のプログラムで、作業療法士や言語聴覚士などによる当事者に対するプログラムと医師や精神保健福祉士、心理師による家族介護者に対する疾病教育やサービス利用のポイント、家族どうしの交流による心理的支援などを、五〜六家族を対象に並行して実施しています。当事者には、グループケアを体験し地元での通常のケアサービスへの抵抗感を少なくすることを目標とし、家族には病態の理解を促し、介護サービスの利用法を伝え家族どうしで交流することにより孤立を防ぐことを目標としています。さらに、本章で紹介した自験例のように作業療法士や心理師が利用予定の施設を訪問し、疾患の特徴やリハビリテーションのポイントを伝えることにより、受け入れの促進を図っています。まだまだ解決すべき課題は多いものの、このようなアプローチにより介護保険の申請やサービス利用の開始が短期間に増加することも明らかになっています。

5 おわりに

認知症に関わる諸問題は、今後のわが国の将来を揺るがしかねない課題として認識されつつあります。本章で述べてきたように、新オレンジプランの理念を実現するためには、早期の正確な診断、初期認知症者に対する多職種専門職チームによる疾患別の在宅支援が、ますます重要になってくると思われます。認知症に精通した心理師、作業療法士や言語聴覚士が、コミュニティーのなかで専門技術を展開することは強力な当事者に対しての生活支援と介護者の心理的サポートにつながるはずです。このような社会的ニーズの高まりにも応えられるように、日本神経心理学会と日本高次脳機能障害学会が協働で「臨床神経心理士」の資格を創設しました。

独居や夫婦二人暮らしの高齢者、特に初期認知症やＭＣＩ段階の高齢者の孤独（loneliness）は人口の高齢化とともに注目されてきていましたが、新型コロナウイルス感染症パンデミック下ではこれらの虚弱な高齢者の社会からの孤立も大きな課題であることが改めて明らかになりました。心理的な孤独と物理的な孤立は、ともにメンタルヘルスにさまざまな悪影響を及ぼすことが分かっています[10]。生活支援と本人ならびに介護者の心理的サポートは喫緊の課題です。

【付記】

本章は、二〇一八年に行われた日本心理学会の公開シンポジウム「認知症医療への心理学的貢献」にて講演し、池田学（二〇一九）「認知症医療における神経心理学的視点と心理的サポートの重要性（特集――認知症の診断・治療と心理学の役割）」『学術の動向』二四巻五号、一三–一九頁として掲載された論文を加筆・修正したものです。

【引用文献】

（1）厚生労働省（2015）「認知症施策推進総合戦略（新オレンジプラン）」二〇一五年一月二七日

（2）厚生労働省 編（2016）『平成二八年版　厚生労働白書』

（3）池田学（2010）『認知症——専門医が語る診断・治療・ケア（中公新書）』中央公論新社

（4）池田学（2020）「認知症の治療と症状への対応」日本医師会 編『かかりつけ医のための認知症マニュアル（第二版）』社会保険研究所、四〇-五五頁

（5）Yokoi, K., Nishio, Y., Uchiyama, M., Shimomura, T., Iizuka, O., & Mori, E. (2014) Hallucinators find meaning in noises: Pareidolic illusions in dementia with Lewy bodies. *Neuropsychologia*, **56**, 245-254.

（6）Fujito, R., Kamimura, N., Ikeda, M., Koyama, A., Shimodera, S., Morinobu, S., & Inoue, S. (2016) Comparing the driving behaviours of individuals with frontotemporal lobar degeneration and those with Alzheimer's disease. *Psychogeriatrics*, **16**, 27-33.

（7）Ikeda, M., Brown, J., Holland, A., Fukuhara, R., & Hodges, J. (2002) Changes in appetite, food preference, and eating habits in frontotemporal dementia and Alzheimer's disease. *Journal of Neurology, Neurosurgery and Psychiatry*, **73**, 371-376.

（8）Suzuki, M., Hotta, M., Nagase, A., Yamamoto, Y., Hirakawa, N., Satake, Y., ... Ikeda, M. (2020) The behavioral pattern of patients with frontotemporal dementia during the COVID-19 pandemic. *International Psychogeriatrics*, **32**, 1231-1234.

（9）池田学（2019）「コミュニティーにおける認知症リハビリテーション」『高次脳機能研究』三九巻、一-四頁

（10）Sano, M., Lapid, M., Ikeda, M., Mateos, R,. Wang, H,. & Reichman, W. (2020) Editorial: Psychogeriatrics in a world with COVID-19. *International Psychogeriatrics*, 32, 1101-1105.

第2章

認知症における心理職の役割
——心理的アセスメントを中心に

【松井三枝】

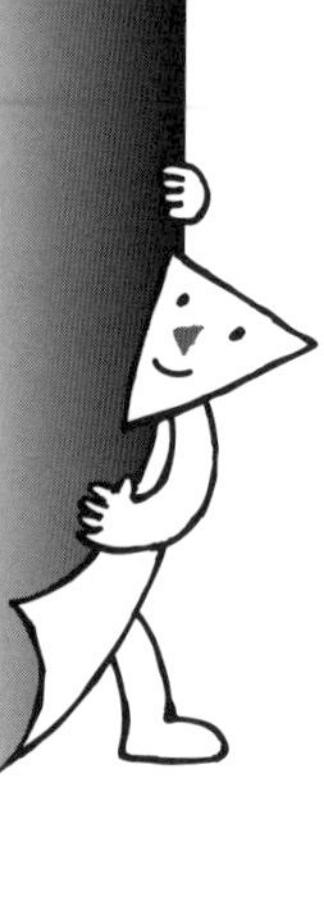

1 はじめに

わが国において、令和元（二〇一九）年一〇月一日での六五歳以上人口は、三五八九万人となり、総人口に占める割合（高齢化率）は二八・四％と世界一であり、またこの高齢化の進行ペースも世界と比較し類をみないものとなっています[1]。高齢化が急速に進むにつれて認知症の人も増加しています。今や世界共通の課題になっている認知症は誰もが関わる可能性のある身近な病気であるということを社会全体が認識し、認知症の人が認知症とともによりよく生きていくことができるよう多職種が関わっていくことが必要と言えます。認知症医療の現場においては、適切な診断が重要ですが、認知症の特徴として、記憶障害をはじめとしたさまざまな認知機能障害が臨床症状として認められます。このため、認知症の心理的アセスメントはとても大切です。本来、人間の記憶、学習、注意、知覚、思考、行動、言語、情動などさまざまな認知機能については心理学の多くの蓄積があります。しかし、これまでわが国では、心理職は国家資格でなかったため、臨床現場でこの分野の十分な貢献をするための機会が得にくかったという事情がありました。しかしながら、二〇一五年に公認心理師法が公布され、二〇一八年に「公認心理師」第一回国家試験が実施され、国家資格を持つ心理学の専門家である公認心理師が誕生しました（これまで行われた第三回までの合格者数四万三七二〇人）。したがって、今こそ、認知症医療への貢献ができるときがきており、ここで心理学の役割を考える必要があると思われます。さらに、今後、加速する社会の高齢化に伴って、認知症の医療領域だけでなく、診断にアクセスできない地域の高齢者に対する認知症初期集中支援チームやこれまで心理職があまり携わってこなかった福祉領域など、公認心理師が関わる高齢者支援の場は全国的にさまざまに広がることと思われます。

認知症とは、一度正常に発達した認知機能が後天的な脳の障害によって持続的に低下し、日常生活や社会生活に支障をきたすようになった状態を指します[2]。このことは、認知症は脳障害に起因した疾患であり、そのことにより認知機能が障害され、さらに生活機能が障害されるという三つの水準の条件があります。認知症の影響としての認知の種々の側面の低下（障害）が認められることが特徴です。また、認知症には、さまざまな種類の疾患が入ってきます。そのなかに入るのは脳の細胞がゆっくりと障害され脱落し大脳などが萎縮するアルツハイマー型認知症（Alzheimer's-type dementia：ＡＤ）、レビー小体という特殊なタンパク質が神経細胞に蓄積して起こるレビー小体型認知症（dementia with Levy bodies：ＤＬＢ）、大脳の前頭葉や側頭葉を中心に脳の萎縮が始まる前頭側頭型認知症（frontotemporal dementia：ＦＴＤ）および脳の血管が詰まる脳梗塞や脳出血など脳の血管障害によって生じる血管性認知症（vascular dementia：ＶａＤ）が代表的であり、その他さまざまな原因で起こる認知症も含まれます。認知症においては、共通して認知機能の障害が認められるので、そのことをアセスメントすることは大切であり、心理職の大きな役割であると考えられます。

2 心理的アセスメント

心理的アセスメントの実際は、観察、面接や心理検査を通して、その個人の知能や認知的な特徴やパーソナリティの特徴、これまでの対人関係の特徴、現在おかれている心理社会的な状況など、さまざまな側面からその個人とその個人の抱える現在の問題との関係を理解しようとすることであり、適切な診断・治療法の選択や予後の予測につながります。心理的なアセスメントのなかで、認知症のように脳の障害が想定される病気では、特に脳機能との関係を想定したアセスメントが大事になり、その場合、臨床神経心理学的アセスメントと称することがあります。

臨床神経心理学的アセスメントの目的は、心理学的機能や精神活動の障害の記述と同定を行い、これらの結果と脳機能・脳構造などの生物学的指標との関連を決定したり、リバビリテーションや種々の治療の計画に役立てたりするための資料を提供することです。神経心理学的検査は臨床神経心理学的アセスメントで使用される道具になります。臨床的にはさまざまな検査を組み合わせて使用する場合が多いですが、神経心理学的検査の組合せのことを検査バッテリーと言います。臨床神経心理学的アセスメントの方法としては、定性的アプローチと定量的アプローチがあります。定性的アプローチとは対象者を観察して神経心理学的症状や反応様式などの特徴を捉えるという定性的な方法のことです。定量的アプローチとは心理検査バッテリーをつくり、定量的に検討する方法です。すなわち、脳損傷患者や健常者の多くのデータに基づいて標準化された検査方法や検査バッテリーが用いられ、結果はスコアとして定量的に得ることができます。得られたデータは統計的、経験的に決められた基準と比較して評価されます。定性的アプローチでは臨床経験や心理学的メカニズムを深くみていく姿勢がより重要となります。定量的アプローチでは客観的評価が可能となり、適切な検査道具が開発されれば、たいへん有用な方法と考えられます。認知症への神経心理学的検査の適用においては、実施する際、対象者が有する背景、特に検査結果に影響を与えると考えられる重要な要因を検査前に確認することは重要です。すなわち、発症前の情報（職業歴、教育水準、家庭環境、病前性格、既往歴、投薬歴など）や脳機能の非対称性に影響が考えられる利き手の情報などです。また、神経心理学的検査の導入の直前には意識水準の確認は重要です。意識水準は覚醒から昏睡《こんすい》に至るまでのいくつかの段階で評価されますが、意識障害がある場合、通常、神経心理学的検査の実施は困難となります。現実の臨床では、一つの検査をフルで固定して行うということ（fixed battery）はあり得ますが、必要に応じて検査の下位尺度を取り出して組み合わせた検査バッテリー（flexible battery）を行うこともあります。認知症に実施するにあたっては、疾患の病態や治療過程のいつの段階であるのかに常に留意しておくことは重要です。昨今では、当事者への個別の神経心理学的検査のみならず、家族や介護者などによる社会機能やＱＯＬおよび日常生活における認知機能の評価など、診察室や検査室における評価と日常生活における評価を結びつけるような評価や臨床症状との対応、病前の機能との対応などトータルな視点もかたや重要なことと思われます。ここでは、筆者が関わってきた意味性認知症の一症例による神経心理学的検査を紹介し、その意義を考察したいと思います。

A　症例の紹介

●**症例**　五三歳、右利き、男性、大学院修了、会社員。

●**主訴**　人の名前が出てこない、漢字が読めない（本人）
とんちんかんなことを言うことがある（妻）

●**現病歴**　某有名大学大学院修了後、会社に就職しました。現在は部長であります。Xマイナス一年の夏頃より数字を読み間違えることや漢字が書けないことに気づくようになりましたが、家が建築中だったこともあり、病院へは行きませんでした。X年春頃より漢字が読めない、アナログ時計を読み間違える、暗算ができない、人（部下）の名前が思い出せないなどの症状が目立つようになりましたが、帰り道が分からなくなったり、迷子になったりすることはなく、車を運転して会社に出勤もしていました。これらの症状の精査のため、X年にK病院で人間ドックを受けました。頭部MRIを受けたところ脳萎縮を指摘され、「改訂長谷川式簡易知能評価スケール（Hasegawa's Dementia Scale Revised：HDS-R）」でも三〇点中一七点と得点が低く、同病院精神科を受診しました。「HDS-R」での得点低下を認め、頭部MRIでも左半球優位の海馬、側頭葉の萎縮が認められました。アルツハイマー病を疑われましたが、妻が納得できず、さらなる精査を希望され、X年七月に当院精神科へ紹介となりました。

●**検査所見**　MRIでは側頭葉前方部左優位の萎縮を示し（**図2-1**）、脳血流SPECTにて側頭葉および左前頭葉の全般的な集積低下を認めました。

B　神経心理学的検査

記憶や見当識など全般的な認知機能の問題の有無を質問によってスクリーニングする簡便な検査である「ミニメンタルステート検査（MMSE、精神状態短時間検査）」では一九点、「アルツハイマー病評定尺度（Alzheimer's Disease Assessment Scale：ADAS）」では二四点で、軽度認知症の疑いのレベルでした。認知症の重症度を評定するための検査「CDR（Clinical Dementia Rating）」の項目では妻と当人より聴取されトータルでは〇・五と認知症の疑いのレベル（記憶＝〇・五、見当識＝〇・五、判断力と問題解決＝〇・五、

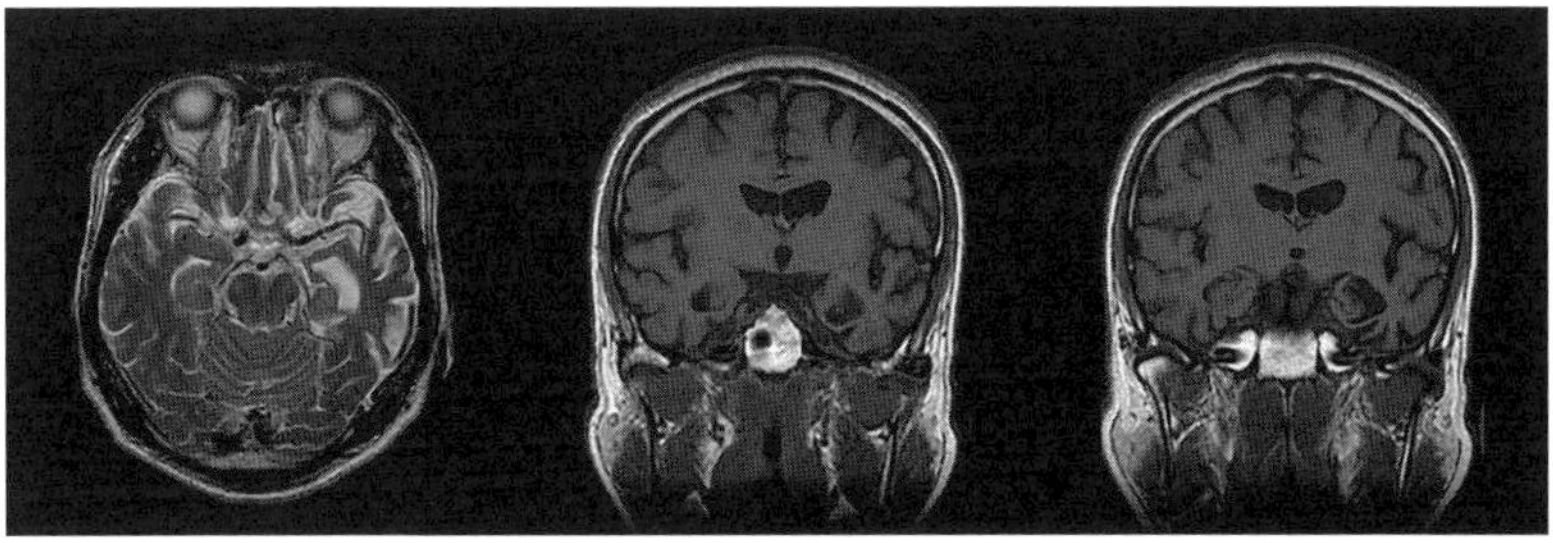

図 2-1　症例の頭部 MRI

地域社会活動＝〇、家庭生活および趣味・関心＝〇、介護状況＝〇）でした。

全体的な認知機能を捉えるための検査で、反復可能な神経心理機能バッテリー「ＲＢＡＮＳ[3・4]（Repeatable Battery for the Assessment of Neuropsychological Status）」のプロフィール結果を**図2-2**に示しました。「ＲＢＡＮＳ」では、一二の下位尺度に基づいて①即時記憶、②視空間／構成、③言語、④注意、⑤遅延記憶、の領域指数を測定することができますが、図2-2に示されたように、言語機能の指数が極端に低下していました。それに比べて、視空間・構成機能は比較的保たれていました。記憶機能は意味理解の不良が影響して低下していると考えられました。

代表的な知能検査であるウェクスラー式成人知能検査「ＷＡＩＳ-Ⅲ（Wechsler Adult Intelligence Scale, 3rd edition）」では全検査ＩＱ＝五八、言語性ＩＱ＝五九、動作性ＩＱ＝六四、言語理解＝五〇、知覚統合＝七二、作動記憶＝六五、処理速度＝五二でした。ＩＱ（知能指数）の平均は一〇〇、標準偏差は一五となるように標準化されており、約三分の二程度の成人のＩＱは八五～一一五に含まれます。したがって、この結果の値は、教育歴から鑑みると、元来のＩＱの大幅な低下がうかがえましたが、検査に対する協力性は高く、実際には「ＷＡＩＳ-Ⅲ」の各下位検査の一つひとつの項目に対して本人なりの反応は多くなされていました。しかしながら、言葉の意味理解の問題があり、的外れな応答が多く、正答に至らないことがたいへん多いのが特徴でした。何か本人なりに、何らかの手がかりをたどりながら答えようとされている

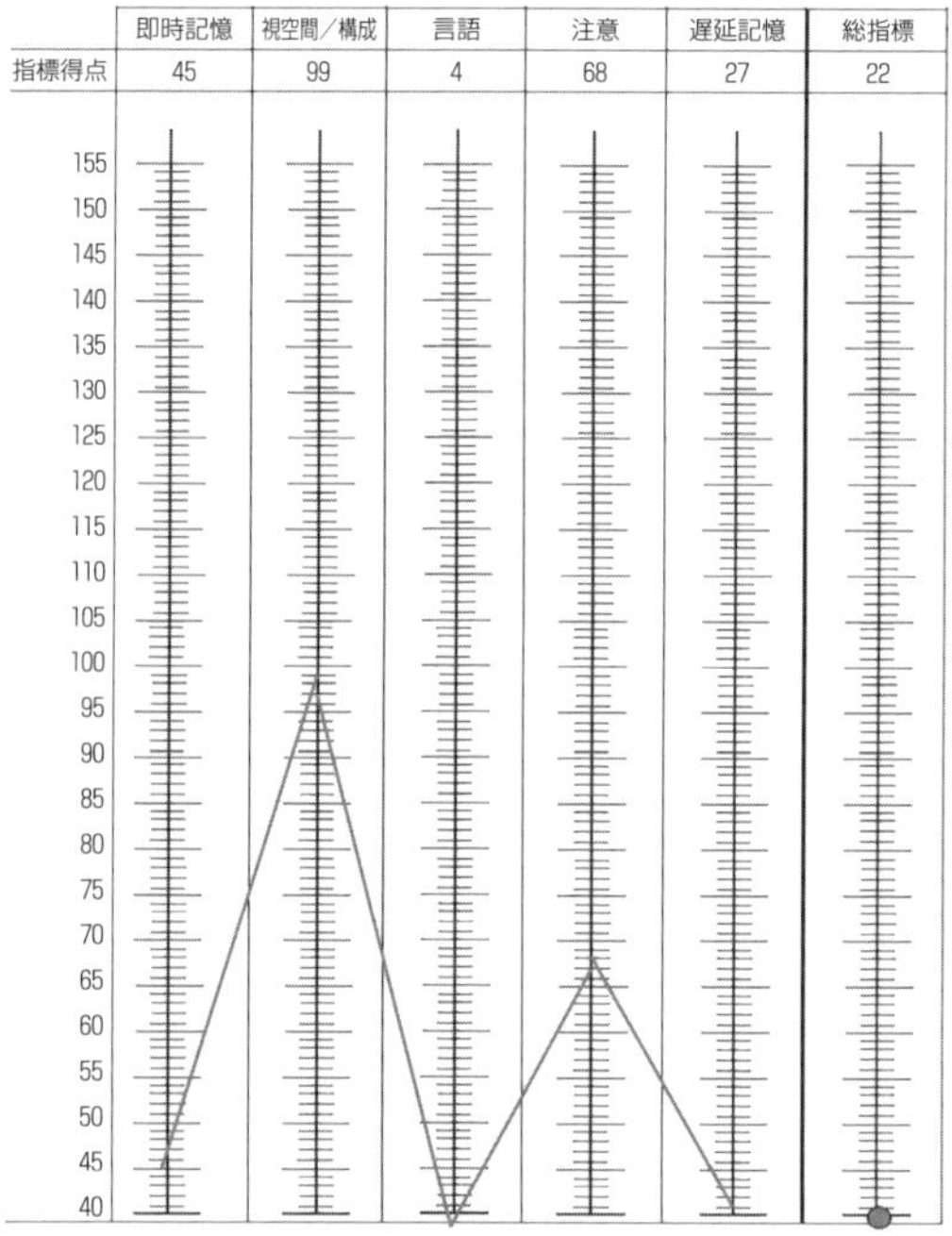

図 2-2　RBANS プロフィール

ことがうかがえることが多かったと思います。

代表的な総合的記憶検査であるウェクスラー記憶検査「WMS-R（Wechsler Memory Scale-Revised)」では、一般的記憶＝五〇未満、言語性記憶＝五一、視覚性記憶＝五二、注意／集中力＝一〇七、遅延再生＝五〇未満でした。この得点は、注意／集中力のみ平均的ですが、他の機能は極めて低いことを意味しています。

日常記憶を幅広くみるための「日本版リバーミード行動記憶検査（Rivermead Behavioural Memory Test：RBMT)」では、標準プロフィール点＝二四点中一三点、スクリーニング点＝一二点中四点であり、カットオフ値以下でしたが、道順記憶は良好なことが特記すべきことでした。

日本版成人読解テスト「知的機能の簡易評価（Japanese Adult Reading Test：JART)」は病前IQが反映されている

とされる検査ですが、当人に実施したところ、一〇〇漢字熟語中九九問が不正解で、実際すべてに答えられましたがあてずっぽうで推測された反応でした。

言語機能の検査である「ＷＡＢ（Western Aphasia Battery）失語症検査」の結果は次のとおりでした。

自発話　　内容＝一〇点中八点、流暢性＝一〇点中八点

話し言葉の理解　　ｙｅｓ／ｎｏ＝六〇点中四九点、継時的命令＝八〇点中二九点

復唱＝一〇〇点中一〇〇点

物品呼称＝三〇点中〇点

読み　　文章＝四〇点中三二点、漢字単語と絵の対応＝三点中一点、仮名単語と絵の対応＝三点中三点

書字　　指示＝六点中六点、漢字単語の書き取り＝六点中〇点、仮名単語の書き取り＝六点中六点

　　　五十音＝一二・五点中一二点、数＝一〇点中一〇点

構成描画＝三〇点中二四点

失語のタイプをあえて分類すると超皮質性感覚失語（「発話は流暢で復唱良好であるが、了解障害を有しかつ重篤な語想起障害を呈する」失語型）に当てはまると言えました。

簡易前頭葉機能評価バッテリー「ＦＡＢ（Frontal Assessment Battery）」の結果は次のとおりでした。

類似＝三点中〇点

文字流暢性＝三点中二点

運動系列＝三点中一点

葛藤指示＝三点中一点

ＧＯ-ＮＯ-ＧＯ課題＝三点中一点

把握行動＝三点中三点

総得点＝一八点中八点（健常平均＝一五・六±一・八）

思考の柔軟性を調べるための「ウイスコンシン・カード分類検査（Wisconsin Card Sorting Test：WCST）」の「短縮版WCST」では、達成カテゴリー＝三、保続エラー数＝一五でした（うまくできれば達成カテゴリーは六となるもの）。

注意機能や反応の処理スピードを調べるための「トレイル・メイキング・テスト（Trail Making Test：TMT）」を行ったところ、パートAでは六四秒かかり、パートBでは三三六秒と長めの時間を要して取り組まれましたが中断してしまいました。

「ことわざ理解テスト[5]」はことわざの意味を説明してもらう課題ですが、**表2-1**に示した反応をされ、得点としては〇点でした。

日常生活場面における問題行動や人格変化の有無については、質問紙面接による評価を行いました。まず、前頭側頭型認知症の示す認知行動障害を臨床的に検出するために開発された「日本版前頭葉性行動質問紙[6]（Frontal Behavioral Inventory：FBI）」を行いました。本人の評価は二点、家族（妻）の評価は七点といずれも健常者レベルの得点で、家族からみても典型的な問題行動は特に認識されませんでした。

前頭葉機能に関連した人格評価尺度「FrSBe[7]（Frontal Systems Behavior Scale）」では、アパシー、脱抑制、遂行機能障害に基づく人格の三つの傾向を評価できますが、いずれの傾向も病前と現在とも本人・家族いずれの評価においても、変わらず、問題が認められず落ち着いて安定していると考えられました。

家族の評価　アパシー　病前＝三四・一、現在＝四二・八
脱抑制　病前＝四二・七、現在＝四一・五
遂行機能障害　病前＝四〇・三、現在＝四六・七
総得点　病前＝三八・四、現在＝四三・二

表 2-1 「ことわざ理解テスト」における陳述

ことわざ	症例の口頭陳述
二兎追うものは一兎をも得ず	よく２つをねらおうと思ったら１個もとれまえんよ
月とすっぽん	月は上のほうにいて，すっぽんは下のほうにいるだったかな，なんだったかな，月は散歩する，すっぽんは歩くとか
能ある鷹は爪を隠す	能力のある者は爪をこうやって隠す（と言って実際に爪を握って隠して示す），安易に爪を出さない
糠に釘	外にあるやつで……，なんて言っていい……，そのあたりにいるものをたたいたら出てくるとか
七転び八起き	７回転んでも立ち上がる，７回転んでも８回くらい起き上がれますよ（動作で示す）
座右の銘	ものを書いて，それが正しいとか……，いろいろ書いても間違いなく書ける。何かを書けって言われたとき，ちゃんと書ける
寝耳に水	寝腐ったときにでも……。寝ていたようにしていたけれども，寝ていたときに水が来たら目が覚めますね。ちょっと違うような気がしますけど
亀の甲より年の功	亀は小さいけれど，小さくてもしっかりしてるよ
塞翁が馬	聞いたことあるけど……。亀の甲より年の功
肝胆相照らす	簡単にみんなしっかりやれよとか，簡単にみえるけど，一生懸命やろうよとか

本人の評価　アパシー　病前＝二九・一、現在＝三〇・八
　脱抑制　病前＝三八・八、現在＝三八・八
　遂行機能障害　病前＝三三・四、現在＝三四・六
　総得点　病前＝三一・七、現在＝三二・八

なお、ＦｒＳＢｅの各指標の得点は平均が五〇、標準偏差が一〇で標準化されており、高いほどその重症度が高いことを意味します。

自記式の「遂行機能障害質問紙」においても家族評価八点、本人評価一点であり、報告されている点数と比べてかなり低い結果でした。

前記の神経心理学的検査の情報から、最初の神経心理学的所見の要約とコメントとして、以下の記述でレポートしました。

「神経心理学的精査を行った特徴は以下のようにまとめられると思います。

最も顕著な特徴は語義の把握がしばしば困難であることが際立っていることです。失語症検査による精査では、超皮質性感覚失語のタイプを示しておりました。すなわち、話し言葉は流暢《りゅうちょう》で、復唱が保たれておりますが、話し言葉の理解が低下しており、呼称障害が強く表れておりました。加えて、漢字に関する強い失読および失書が伴っております。仮名に関しては読み書きに関して保たれています。計算能力に関しても低下していますが、この能力は多分に問題の理解能力の低下とも結びついているようです。他方、構成行為、視空間把握能力および地誌的記憶は十分に保たれているようです。

知能および記憶の標準化検査もすべて施行した結果、全般的にはＩＱおよびＭＱ（記憶指数）は低下を示しています。しかし、いずれの検査においても下位検査において大きなばらつきが認められております。特に、知覚統合、注意集中、視空間・構成力は平均ないしはそれ以上に保たれています。全般的な成

績低下の大きな要因の一つには、問題や質問自体の意味が分からないといった当人の中核的な問題が影響している可能性が大きいと思われます。また、名前がなかなか出てこないといった失名辞の問題も大きいと思われます。しかしながら、記憶能力の低下がないとは言えず、記憶と意味の障害とが混在している面もあると思います。前頭葉機能に関わる面は意味の障害に比べ、大きくはないようです。特に、遂行機能に関する課題は比較的よくできていました。言語が関わると問題が出てくることが多いように思われます。

現在までのところ、全般的に日常生活においては逸脱行為のような問題行動は認められないようです。また、逆の側面であるアパシー傾向なども認められていません。性格は比較的おだやかで、特に以前より大きく変わったということはないようです。

これらのことおよび当人と家族の希望も考慮すると、今後は神経心理学的訓練を含めながら専門的アプローチが望ましいと思われます。したがって、当病院当科にて神経心理訓練と精査を継続することにしたいと思います。ご紹介ありがとうございました。」

C　言語関連機能の精査

この症例においては、意味性認知症の骨格となる言語機能について種々の詳細な検討も行いました。小森ら(8)による意味性認知症の語義失語（言葉の意味の理解や物の名前などの知識が選択的に失われる症状）を検出する検査を行ったところ、ことわざ補完＝一〇点中八点、物品補完＝一二点中五点であり、たとえば、「朱に交われば」の後は「ぼうにたつ」、「朱に交われば赤」の後は「りがたつ」、「朱に交われば「とんぼ、あかり、あかとんぼ」などの反応であり、問題がうかがえました。本人の教育歴からすると、答えられないはずのないことが誤っており、補完現象の消失が認められたと言えます。

なお、「レーヴン色彩マトリックス検査」（言語を要しない知的検査の一つ）では三六点中三二点と年齢に応じた得点でした。よって、言語性と視覚性両方とも表象段階での障害がすでに予測されたと言えます。

「九〇単語呼称・指示課題」[9]では、呼称＝九〇点中〇点、指示＝九〇点中一四点とほとんど不正解でした。呼称では「分からない」といった反応は一つもなく、必ず何か答えられましたがことごとく間違っていました。指示について、わずかではありましたが、カテゴリー別での正答をみると、乗物＝一点、楽器＝〇点、動物＝四点、日用物品＝一点、加工食品＝二点、色＝二点、野菜・果物＝〇点、スポーツ＝一点、身体部位＝三点でした。

「抽象語理解力検査」（「親切」、「幸福」などに当てはまる絵を六種から選択する課題）を聴覚呈示で行った結果は次のとおりでした。結果は三二課題と四五課題の場合をそれぞれ示してあります。

正答数　三二課題＝一七点（健常平均＝二九・八±二・一）
　　　　四五課題＝二四点（健常平均＝四〇・三±三・五）

復唱　三二課題＝三二点
　　　四五課題＝四五点

誤反応パターン　意味的誤り　三二課題＝一五点中一一点　四五課題＝二一点中一三点
　　　　　　　　音的誤り　三二課題＝一五点中一点　四五課題＝二一点中五点
　　　　　　　　無関連誤り　三二課題＝一五点中三点　四五課題＝二一点中三点

語の復唱は完璧にできるにもかかわらず、語に当てはまる適切な絵を選択する誤りがたいへん多く、意味的な誤りが比較的多いことがこの検査からは明らかになりました。

「失語症語彙検査」は非常に詳細に調べる検査ですが、実施することができました。その主な結果である語彙判断検査は次のようになり、漢字では得点が低下していましたが、仮名では音声、文字ともそれほど低下していませんでした。

漢字文字呈示の場合　一六〇点中一〇一点（健常平均一五六・〇二±五・一八）
平仮名文字呈示の場合　四〇点中三九点（健常平均三九・六八±〇・七五）
仮名音声呈示の場合　四〇点中三六点（健常平均三九・七〇±〇・八〇）

絵を見せて「これは何ですか？」と問う名詞表出検査では四〇点中〇点（健常平均三九・〇七±一・〇八）、「これはどうしているところですか？」と問う動詞表出検査では四〇点中一四点（健常平均三九・六〇±〇・六二）といずれも誤答が大勢でありましたが、動詞のほうが正答されるものがあり、名詞と動詞での差異がありました。また、名詞理解検査では四〇点中二〇点（健常平均三九・七九±〇・五四）、動詞理解検査では四〇点中三四点（健常平均三九・八三±〇・五二）であり、動詞のほうが名詞よりも正答が多いということが分かりました。

この検査の結果から、さらに、「ボストン呼称テスト（Boston Naming Test）」と「動作呼称テスト（Action Naming Test）」を用いて[10]、名詞と動詞の呼称能力を調べてみました。「ボストン呼称テスト」は四〇点中〇点で、ヒントを与えても得点は〇点でした（誤答反応の例＝きのこ➡ゴルフ道具（ヒント＝野菜です）「あっそうか、ものを食べたりする、つかまえて食べる」）。絵を見せて「この人はどんな動作をしていますか」と問う「動作呼称テスト」では四〇点中八点で、動詞では「食べている」、「寝ている」など正答反応も認められました。誤答の三二問のうち六問が有関連反応（例＝敬礼している➡「あいさつしている」とするもので、当人の誤答例＝（この人は水を）飲んでいる➡「ものを食べている」）でした。

意味性認知症は、側頭葉の限局性萎縮に伴い進行性に「意味記憶」が選択的に障害されるということから[11]、詳細に意味記憶障害を検討できる「意味記憶検査バッテリー」[12]を、さらに本症例に実施しました。なお、このバッテリーでは、「語」と「線画」それぞれについて、カテゴリー名（例＝食べ物）、サブカテゴリー名（例＝果物）、「語」・「線画」（例＝イチゴ）、属性（例＝赤い色）とレベルの異なる観点からもれなく調べられるようになっています。「語」の意味記憶検査では、以下のような結果となりました。

「語」の定義の陳述の正答率＝六・三％
定義に対する「語」の指示＝三一・三％
同じカテゴリーのメンバーに対する「語」の指示＝三一・三％
カテゴリー名に対する「語」の指示＝三一・三％
サブカテゴリー名に対する「語」の指示＝一六・七％
属性に対する「語」の指示＝三一・三％
線画に対する「語」の指示＝一八・八％

また、「線画」の意味記憶検査では、以下のような結果となりました。

「線画」の呼称の正答率＝〇％
「線画」の定義の陳述の正答率＝〇％
定義に対する「線画」の指示＝六・三％
同じカテゴリーのメンバーに対する「線画」の指示＝五〇％
カテゴリー名に対する「線画」の指示＝三一・三％
サブカテゴリー名に対する「線画」の指示＝〇％
属性に対する「線画」の指示＝〇％
語に対する「線画」の指示＝一二・五％

健常高齢者の成績はいずれの課題においてもほぼ一〇〇％の正答率なので、本症例では、意味記憶のほとんどどのレベルにおいても障害されていることが明らかになりました。しかしながら，この結果からカテゴリーレベルについては，特に非言語において，少ないながらもまだ保持されているものもあることが分かりました。

D　症例からみた神経心理学的精査に基づく考察

本症例は意味性認知症に特徴的な言語の表出理解の障害（呼称・理解の障害）を特異的に示し，アルツハイマー型認知症とはかなり異なる様相を呈していることを，神経心理学的アセスメントから明らかにしたと言えます。本症例の経過を**表2-2**に示しましたが，病院初診後通院されながら，会社の部長職のまま数年仕事を続けられ，休職をしつつも定年まで全うされたある意味驚くべき症例です。病気の始まり（onset）から含めると約一〇年間，意味性認知症であるにもかかわらずなぜ仕事を全うできたのかを考えてみたいと思います。第一に，症例の病前の素養や資質の高さ，すなわち認知の予備力（cognitive reserve）の高さが関係あることが予測されます。認知の予備力に影響すると考えられてきたことは，教育水準，病前の知能，職業歴，余暇活動，趣味，運動などが挙げられます。本症例について，この観点でみると，教育歴については，最難関の一つとされる大学と大学院を修了されているので，高度な教育を受けてきておられ，病前知能もかなり高かったことが推測されます。職業については，大学院修了後に会社員となり，初診当時は管理職（部長）であり，省庁から表彰も受けたことがあるくらい有能であった経歴を持っておられました。また，会社内での人望も厚く，部下からも慕われてきた人であります。余暇活動に関して，若い頃から好奇心が旺盛で興味があること（山登り，ゴルフ，バスケットボール，スキー，読書，文章を書くこと，詩作，料理，ピアノ，カラオケ，日曜大工，将棋など）はどんどん吸収していくタイプであったと言います。これらのことから，認知の予備力が高く，そのことが発症後も機能維持することに働いたのかもしれません。第二に，意味記憶障害が中核にありますが，詳細に

表 2-2　症例の経過

年齢	経過年数	主なエピソード
50歳	onset	言葉の言い間違い，読み間違いがある，一瞬，自分の名前が書けなくなった，パソコンの誤字脱字が増える
53歳	（1年目）	当科初診　MMSE 19/30　物と名前が一致しない 簡単な漢字が書けない，読めない
54歳	（2年）	部長職のまま仕事を続ける，会議に出るが，議事録は同席した部下が作成，部下の結婚式に参加，スピーチをする
55歳	（3年）	部長付きとなり，新しい部長が来る，査定で減給。仕事の内容は単純な分析業務
56歳	（4年）	会社にいっている，妻と韓国旅行，退社時間よりも早く帰宅することがある
57歳	（5年）	ゴールデンウイークに遠方の実家に帰るが，実父を認識できない，車の運転を中止
58歳	（6年）	会社との面談，休職，月に一度，職場の人が自宅に訪問 会社に在籍のまま「認知症型デイサービス」に通う
59歳	（7年）	小規模多機能型居宅介護に週4日通う 卓球，パターゴルフなどの運動神経は良い
60歳	（8年）	定年退職
61歳	（9年～現在）	訪問リハビリ（週1回）　63歳現在

評価すると、名詞よりも動詞の理解がやや可能であるなど、環境や状況把握のために必要な最低限のことを潜在的にある程度察知しえた可能性はあるかもしれません。このことは、習慣化した会社や家での自他の行動パターンが十分に身についていたためとも言えるかもしれません。第三に、人格面の変化が少なく、安定しており、問題行動（BPSD）がほとんどないことは大きいと言えます。第四に会社や家族に疾患の特徴や対処の仕方など医療従事者が十分に説明し話し合うことにより、本人を取り巻く人たちから徹底した理解が得られたことです。この背景には、本症

例は、元来会社の部下や同僚からの人望も厚い人であったことが功を奏して、本人のために周囲が何とか手助けしようという雰囲気がしばらくあったということも大きいと言えます。第五に家族、特に最も身近な配偶者が、熱心に当人がよりよく生きるための情報を集め、実際に取り組む渾身の姿勢は大きな影響を及ぼしてきたと考えられます。

このようにみてくると、認知症において、神経心理学的アセスメントを取り入れることは、診断や治療のための医療従事者相互の理解や家族や当人を取り巻く人々への説明のために有用でありかつ重要なことと言えます。また、神経心理学的検査を実施する際に、臨床観察から得た定性的情報を十分に盛り込み、神経心理学の多くの蓄積を応用する柔軟性が臨床現場では重要であり、本来のあるべき道につながると思われます。

E　症例のまとめ

本章では筆者が出会った意味性認知症の一症例による神経心理学的アセスメントを紹介し、その意義を考察しました。症例は意味性認知症に特徴的な言語の表出理解の障害（呼称・理解の障害）を特異的に示し、アルツハイマー型認知症とはかなり異なる様相を呈していることを、神経心理学的アセスメントから明らかにしました。意味性認知症であるにもかかわらず一〇年間仕事を全うできた理由は、認知の予備力の高さ、残存する言語理解の特徴、人格の安定性、本人を取り巻く人々への十分な説明、家族の熱心さが関係していると思われます。認知症において、神経心理学的アセスメントを取り入れることは、診断や治療のための医療従事者相互の理解や家族や当人を取り巻く人々への説明のために有用でありかつ重要なことと言えます。また、神経心理学的検査を実施する際に、臨床観察から得た定性的情報を十分に盛り込み、神経心理学の多くの蓄積を応用する柔軟性が臨床現場では重要であると言えます。

【付記】

本章は、第二二回認知神経科学会学術集会のシンポジウムにて講演し、松井三枝（二〇一七）「精神疾患を対象にした神経心理学的検査の有用性（シンポジウムⅡ・神経心理学的検査」『認知神経科学』一九巻三・四号、一四九－一五七頁として掲載された論文に加筆・修正したものです。

【引用文献】

（1）内閣府（2020）『令和二年版高齢社会白書』
（2）山田正仁編（2017）『認知症診療実践ハンドブック』中外医学社
（3）Randolph, C. (1998) *RBANS Repeatable Battery for the Assessment of Neuropsychological Status.* Psychological Corporation.
（4）松井三枝・笠井悠一・長崎真梨恵（2010）「日本語版神経心理検査ＲＢＡＮＳの信頼性と妥当性」『富山大学医学会誌』二一巻、三一－三六頁
（5）松井三枝・鳥居幹樹（2007）「ことわざ理解テストの開発」『富山大学一般教育研究紀要』三五巻、四七－五九頁
（6）松井三枝・三村將・田渕肇・加藤奏・鈴木道雄・葛野洋一（2008）「日本版前頭葉性行動質問紙 Frontal Behavioral Inventory（ＦＢＩ）の作成」『高次脳機能研究』二八巻、三七三－三八二頁
（7）吉住美保・上田敬太・大東祥孝・村井俊哉（2007）「前頭葉機能に関する行動評価尺度 Frontal Systems Behavior Scale 日本語版の標準化と信頼性、妥当性の検討」『精神医学』四九巻、一三七－一四二頁
（8）小森憲治郎・池田学・中川賀嗣・田辺敬貴（2003）「意味記憶における右側頭葉の役割――semantic dementia における検討」『高次脳機能研究』二三巻、一〇七－一一八頁
（9）伊藤皇一・中川賀嗣・池田学・山田典史・橋本衛・田辺敬貴（1994）「語義失語における語の意味カテゴリー特異性障害」『失語症研究』一四巻、二二一－二二九頁
（10）藤田光次・田中裕・小山陽子・野中千恵子・岡孝夫（2004）「正常者の名詞と動詞の呼称能力――Boston Naming Test と Action Naming Test を用いて」『神経内科』六一巻、五七五－五七八頁
（11）石川智久・小森憲治郎（2010）「意味性認知症の臨床」池田学編『前頭側頭型認知症の臨床（専門医のための精神科臨床リュミエール 一二）』中山書店、一一二－一二三頁
（12）吉野文浩（2000）「アルツハイマー病における意味記憶の障害構造」『慶應医学』七七巻、一八五－一九九頁

第3章 認知症医療に心理学が果たしてきた役割 ――過去・現在・未来を考える

【八田武志】

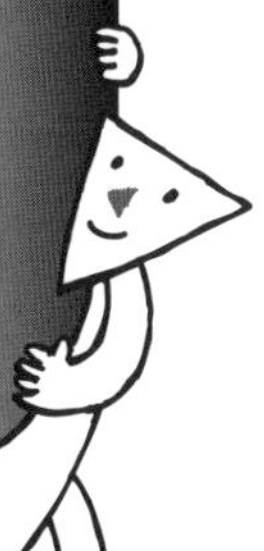

1 はじめに

現代心理学は人間の心に生まれてくる謎――「なぜあの人は、あんなことをするのだろう」を、科学的手続きに基づき解明しようとする学問分野と定義されています。つまり、人の本性に迫ろうとする学問分野です。〝人〟がどのような対象を指すのか、〝する〟こととはいったい何を指しているのか、どのような行為を意味するのかでさまざまな組合せが考えられます。たとえば、〝人〟が幼児か、青年なのか、あるいは高齢者なのかと、〝する〟が「話す」、「覚える」、「思い出す」、「道具を使用する」であれば、幼児は言葉を話し始めても名詞一語であったり、助詞が抜けたりするし、青年は母語以外の言葉を話したりします。高齢者は数十年前に頻用されていた語彙を使い続けるというように、幼児、青年、高齢者のそれぞれに特徴的な行動が生み出されます。それらの特徴を明らかにしようとしたり、変化の様子を知ろうとしたりすれば、その対象は多様で多岐にわたることが了解できると思います。つまり、現代心理学は興味対象が無限に広がる魅力的な学問分野なのです。

人の心に生まれてくる人の本性への謎は言うまでもなく現代人だけが持つものではありません。問いかけの解を探すことは古く、紀元前四〜五世紀にギリシャのプラトン、アリストテレスなどの哲学者が、今日でも心理学の研究分野である、記憶、動機づけ、知覚、夢などの問題に取り組んできました。人間の本性についての問いかけが過去から現在まで連綿とつながっていることを意味し、心理学はおそらくは最も古い学問と考えられます。

このような、哲学的問題として人間を考えることは一七世紀になって、人間の本性を科学の道具と方法によって解明しようとする新しい方向へと向かうこととなりました[1]。一七世紀に入り西洋を中心に、人間を含むすべては神がつくったとするそれまでの思潮は、経験主義・実証主義・物質主義というような経験科学を基本とする方向へと大きな変化をみせました。たとえばガリレオ（Galileo Galilei）は神がつくった宇宙にあるすべては運動する粒子からなり、その法則は「観察・実験を経て予測ができる」と考えました。「宇宙は偉大な機械」であるとするこの時代を取り巻く精神は、測定に必要な器具の開発につながることになり、温度計、気圧計、時計、計算尺などの発明を導く時代を招来したのでした。このような時代背景のもと、裕福な家庭に育ち、創造的思考が可能であったデカルト（Descartes, R.）は人間に機械論的な考え方を適用しました。デカルト以前では人間の精神と身体は別物であり、精神が身体をコントロールするとされていましたが、デカルトは精神と身体は相互に関連作用するもので、人間の生理学的機能を機械語（物理学用語）で説明することを目指しました。

後で触れるように、現代心理学の創始者はヴント（Wundt, W.：**図3-1**）とするのが一般的ですが、科学としての心理学の出発点はデカルトに求めるべきでしょう。人間の機能を物理学用語で説明しようとする一七〜

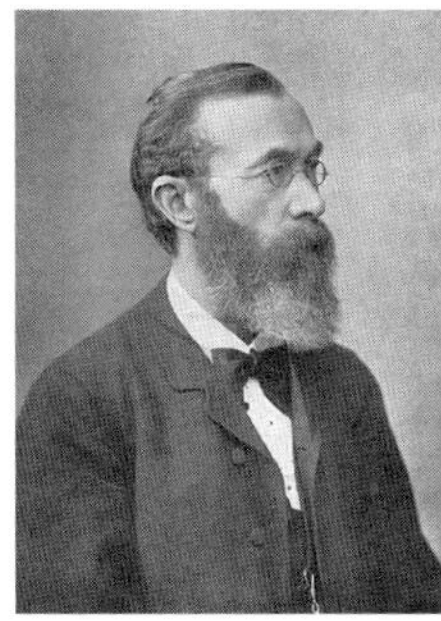

図 3-1　ヴント（Wundt, W.）（Wikimedia Commons）

一九世紀の時代精神となった考え方は、科学的手法（観察と実験）を重視し、科学の品質保証に関わる測定の重要性を強調することにつながります。ヴントの心理学で実験や観察、測定が重視される理由がここにありますし、彼を始祖とする現在の心理学が実験・測定を基盤として、統計的手法を用いて課題を処理することの基礎がここにあると言えるでしょう[2]。

これらを背景に、現代心理学で最も重要な「測定」を視座に据えて、認知症医療に果たしてきた心理学の役割を概観し、現状を見据えて、将来の課題を考えてみたいと思います。

現代心理学の誕生に至る経緯や発展の諸相はシュルツ[1]の本に詳しい紹介がありますが、ここで現代心理学の始祖と見なされているヴントについてごく簡単に記載しておきましょう。以下に焦点化して取り上げる測定の重要さを理解するために必要と考えるためです。

ヴントが人間の本性を理解することを目指す心理学を、それまでの思弁的なものからの脱却へと方向づけ、それに取り組んだ理由はどこにあるのでしょうか。この背景を理解しておくことは、後述する「心理学的測定」を考えるうえでバックボーンをなすものであり、重要です。

自然科学の方法論が精神現象にも適用できるとする考え方は、一九世紀初めの生理学で、精神過程の基礎に身体的メカニズムがあるとする発想に基づくものです。ミューラー（Müller, J.）の「特殊神経エネルギー説」では、感覚神経はエネルギーを持ち、「神経の興奮過程は対応する特殊な感覚を生起させる」とする研究や、フルーランス（Flourens, P.）は、大脳は高次精神活動を統御し、中脳は視覚・聴覚反射を統制し、小脳は協応運動を、脊髄は心臓・呼吸その他の生命維持機能を支配するという、今日の脳科学の常識となる見解をもたらしました。後述する神経心理学の始祖の一人とされるブローカ（Broca, P.）は、言葉を理解できるが話せなかった患者の死後剖検から、一八六一年に大脳皮質の第3脳回（前頭葉の下部）が言語中枢であることを報告したり、脳研究の重要な研究法となった、弱い電流を脳皮質に流し、運動反応を生起させる「電気刺激法」をフリッシュ（Fritsh, G.）とヒッツィヒ（Hitzig, E.）が導入したりしました。このような一九世紀の生理学研究の目覚ましい発展は、心理学の研究テーマへの実験的方法の適用を促したのです。

生理学研究の十分な訓練を受けたドイツ人で、心理学の主題に実験的手法で挑んだ研究者が、ヘルムホルツ（Helmholtz, H.）、ウェーバー（Weber, E.）、フェヒナー（Fechner, G.）、そしてヴント（Wundt, W.）の四名です。すべてドイツ人であるのは、徹底した注意深い観察を得意とし、観察可能な事象の収集に国民性が合っていたと言われています[1]。現在でも心理学基礎実験の授業でなじみの深いウェーバー・フェヒナーの法則は、精神と身体との間の量的関係を「精神物理学」として開発しました。「平均誤差法」、「恒常刺激法」、「極限法」はその基本的方法を具体化したものです。

一八七九年にヴントはドイツのライプチヒ大学に最初の心理学実験室を開設したのち、「哲学研究（*Philosophische Studien*）」を一八八一年に創刊し、実験報告を含む心理学研究を掲載したことが知られています。

ヴントの新しい研究分野の創成という名声により、実験室は世界中から学びたいという多くの若者を呼び寄せ、そのなかには日本の松本亦太郎《またたろう》も含まれていました。東京帝国大学において松本の恩師である元良《もとら》勇次郎は一八八八年に「精神物理学」の講義を行っていることからも実験心理学は早い時期から日本に輸入されたのが分かります。

ヴントの心理学は心理学における初めての体系的な立場、構成主義の誕生であり、「意識的経験を要素別にその性質を発見する」、つまり意味を分析してそこから意識構造を見いだそうとしたものです。

2　医療に心理学が果たしてきた役割――過去を振り返る

心理学が医療の分野でどのような貢献をしてきたかを振り返るとき、真っ先に念頭に浮かぶのは治療と個人差測定での貢献という二つです。

現代心理学が誕生し、それにはヴントが始祖と呼ばれるような貢献をしたことを述べましたが、それと治療や個人差の問題とどのようにつながるのかを簡単に紹介しておく必要があるでしょう。どのような研究分野の出現にも、時代背景や理由があるからで、誰かが急に思いついてということで研究分野は創成されません。背景を知ること、つまり歴史を学ぶことの重要さを記しておきたいと思います。

ヴントの心理学と呼ばれる中身は、要素主義、構成主義、内観主義、意識主義、実験主義の五つの特徴を持っていました。(2) ヴントの直弟子や彼以降の研究者がそれぞれの課題を探究し特徴を究めようとすると、不十分な側面が顕在化することになります。たとえば、要素に分けることにこだわれば、全体を見失います。要素ではなく、全体を重視するべきという研究の志向者はゲシュタルト心理学を誕生させましたし、構成主義は主に米国で、構成要素よりも要素の機能の仕方を重視すべきであるという機能主義心理学を発展させました。内観主義は主観よりも客観に重きを置くべきという研究者は一九四〇年代以降に行動主義心理学を花開かせました。「心理学は意識へのあらゆる言及を放棄せねばならない」と一九一三年にワトソン（Watson, J. B.）が行っ

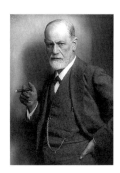

図 3-2　フロイト（Freud, S.）（Wikimedia Commons）

た行動主義宣言は、一九七〇年代に意識を再容認するいわゆる認知革命を経て、現在の実験心理学へとつながっています。一九六〇年代に心理学を学び始めた筆者の年代の人間は、行動主義心理学という時代精神の真っただなかで心理学を学んだことになります。精神物理学を基本とすべしとする刷り込み現象が残存する可能性を否定しないので、本章の記述にある種のバイアスが含まれるかもしれません。

ヴントらの人間の本性を探る試みは健常な人間を前提としていましたが、その流れとは別に、治療を要する人間を対象とする研究をフロイト（Freud, S.：**図3-2**）が生み出しました。意識主義や実験主義は、実験よりも生身の人間や無意識を重視すべきであるとする考え方がフロイトの精神分析学誕生を促したと振り返ることができるでしょう。

心理治療は多種多様な心のありように問題を持つ人間に関わる行為であるために、フロイト以降、彼の精神分析学をアドラー（Adler, A.）、ユング（Jung, C. G.）、そしてフロム（Fromm, E.）、アンナ・フロイト（Freud, A.）、エリクソン（Erikson, E.）らが独自性を発揮するような変遷を経ながら精神分析学は継続していきます。

心理治療としてのカウンセリングは第二次大戦後一九六〇年代に誕生する治療です。一世を風靡《ふうび》した精神分析学が重視する無意識を想定することに否定的な立場から、無意識を考えない治療へと展開されていくことになります。カウンセリングは一九五〇年代に誕生したマスロー

(Maslow, A.) とロジャース (Rogers, C.) に代表される人間性心理学の系譜につながる治療です。人間性心理学の誕生にも背景はあり、ヴントの反対者でゲシュタルト心理学の先駆者ブレンターノ (Brentano, F.) やウェルトハイマー (Wertheimer, M.) は「心理学は巨視的なアプローチ」で人間の意識を研究すべきであるとしました。つまり、人間を全体として俯瞰《ふかん》して考えるべきということでしょう。人間性心理学は行動主義と精神分析学へのアンチテーゼを掲げて誕生したことになります。マスローは、フロイトは心に障害を持つ人だけを研究しているが、心理学は人間の価値ある側面、喜び、満足、親切、寛大さなどを対象にすべきであり、また、行動主義心理学は動物を対象に行動を客観視と量化と刺激‐反応に還元することだけで生身の人間を研究していないと批判したのです。

A　心理治療への貢献

簡単に背景を述べましたが、心理治療に関わる貢献には、精神分析学とカウンセリングとを挙げることができます。精神分析学の始祖であるフロイトの心理学への影響は大きいものです。フロイトは精神分析学の創始者であると見なされ、ヴントの系譜を受け継ぐ科学的心理学と精神分析学との間に実質的な結びつきは希薄でした。精神分析学はいわゆる実験や図書館をイメージさせるアカデミックな性質を持たないのが特徴で、科学的心理学が重要なトピックスである知覚・学習・感覚などを研究し、純粋科学に近づこうとしていたのとは別物と見なせます。精神分析学は、健常な一般人を対象とせずに、情緒に問題を持つ人を治療することに目的・主題・方法があったからです。現代心理学が対象とせずにきた対象者を扱うこと、実験室実験ではなく、臨床的観察を扱うところに独自性があり、思想、文学、芸術などの分野に大きな影響力を与えたのでしょう。

精神分析学は一言で言えば、人間行動の動機づけに「無意識」の意義を主張したことにあります。氷山の海面下の部分に抑圧してある個人に特有の無意識の動機を、連想や夢などを手がかりに分析し、顕在化していくことを治療の基本手法としています。ここでは、「無意識」はフロイトが独自に見いだした概念であるというわけではないことに言及しておきたいと思います。どのような研究分野の出現にも、時代背景や理由があるからで、天才フロイトが急に思いついたということでないと知るべきだからです。シュルツ[1]によれば、一八世紀初めのライプニッツ（Leibniz, G.）の「モナド（monad）」、ヘルバルト（Herbart, J.）の「識閾《しきいき》」、フェヒナーの「閾値《いきち》」の概念は、フロイトの無意識の概念の下地にあるものとしています。シュルツによると、フェヒナーは「心は氷山のようなものだ、氷山のかなりの部分は水面下に隠れておりその部分は観察できないが影響力を受ける」と指摘したとあります。つまり、シュルツは、フェヒナーが精神分析学の先駆者と見なせるとしているのです。

さて、フロイトの精神分析学は、治療を希望する患者の心（とりわけ情緒）の問題を、連想や多義的な刺激物への言語反応を手がかりに、治療者が氷山の海面下にある部分に抑圧されている動機を探索する作業を通じて、意識上に浮かび上がらせるプロセスから構成されるのが一般的です。具体的な技法には、患者は寝椅子などにリラックスして横たわり、何気なく心に浮かんでくるものを言語化する「自由連想法」では、過去に無意識に抑圧されたものが関連する事柄との連想で浮かび上がるものを治療者が解釈して、患者は無意識を意識に統合することができれば症状は解消すると考える方法や、意識に抑圧されている内容は夢のなかに浮かんでくるので患者がみた夢を治療者が解釈することで、患者の葛藤や欲望をあらわにすると考える「夢分析」、患者に自らを自由に語らせ、治療者はそれを誠実に聞くことに徹することで、患者の持つ症状は消失していくとする「除反応」などがよく知られています。

占い師が一瞬にして心の問題の核心を推定するやり方と根本的に異なっているのは、時間を必要とすることで、時には何年にもわたる治療過程を必要とします。

必要とする時間や費用に比べてその治癒への効果が薄弱などと指摘され、疑問視する向きが多いのですが、彼の発想力（無意識や超自我）やそれを受け継いだユングやアドラーらの心理治療にもたらした影響は大きく、何よりも文化や思想に影響を与えました。その心理学の知名度を社会的に高めた功績は揺るぎません。

わが国ではフロイトやアドラーよりも、河合隼雄《はやお》を通じて紹介されたユング心理学が心理臨床に大きな影響を与えたと言えるでしょう。ユング心理学の特徴の一つに、悩む人の方向性を決めるのは治療者ではなく、その人自身であるとし、来談者の無意識の創造力を信頼することが挙げられ、この考え方は後述する「価値に基づく医療（value-based medicine：ＶＢＭ）」に通じる側面を持ち、河合はその先見性を有していた可能性があります。

わが国では一九六〇年代から目覚ましい産業の高度化や学歴社会の顕在化が進みました。この急激な変化は人の心のありようにゆがみをもたらすのは必然であり、都会の共同住宅での核家族化、共働き家庭での「鍵っ子」の誕生、有名校に進学することが社会的成功につながるという神話のもとでの学校生活の変化が、児童生徒に心理的問題を急増させる社会状況を生むこととなりました。現在のような少子化が進んだ時代ではなく、第二次大戦後のベビー・ブーマーの子どもの誕生により、都会では児童数の急増、大人数クラス（四〇～五〇人）の出現と高等教育機関の少なさとが相まって、過酷な学力競争・生存競争のただなかにおかれた児童生徒の心の負担は過大なものでした。このような社会状況を受けて、河合隼雄を中心に日本臨床心理士資格認定協会が一九八八年に「臨床心理士」資格を民間資格としてスタートさせました。一九九五年に旧文部省がスクールカウンセラーを問題のある児童生徒への対応策として始めたこともあって、二〇一七年施行の公認心理師法（文部科学省および厚生労働省の両方が主管）により国家資格「公認心理師」が設けられるまでの間、ユング心理学に準拠するセラピーは比較的軽度の心理的トラブルへのカウンセリング主体の治療法として定着しました。

治療法としてのカウンセリングは一九五〇年代から米国のロジャースによる無意識を想定しない非指示的療

法が導入され、心理医療の分野で重要な役割を果たしてきました。この療法も一般社会でカウンセリングへの親近性を高めるという観点からすると心理学への貢献は大きなものでした。ロジャースはマスローの「自己実現」の考え方に類似した、「人間には自己の能力と可能性のすべてを実現させようとする生得的な志向性があり、最も重要な動機づけである」とし、患者の訴えに「許容的である」ことと、訴えを「傾聴」することで、患者に「あるべき自己と現在の自己」との自己不一致に気づかせることを治療の基本としました。自己不一致への認識は治療者からの指示ではなく、自らの気づきでなければならないとしたために非指示的療法と呼ばれるのです。

二〇一〇年からわが国で保険点数化されて、治療法として急速な広がりをみせている「認知行動療法」は患者に自分自身の問題への理解を指示することを可とするので、非指示的療法とは異なります。また認知行動療法はヴントにつながる学習心理学（行動理論）に基づく治療であるために、患者の持つ問題の理解促進の手法に心理検査を活用することも異なっています。

ただ、増加する戦争神経症患者の治療として考案され、来談者の自己不一致認識を受容的に傾聴することで人格変容に至る非指示的療法カウンセリングでの治療過程には、来談者にピアジェ（Piaget, J.）のいう形式的操作が可能な知的レベルを必要条件とします。つまり、客観的に自己を洞察する能力が必要不可欠で、かつ、治療者は自己一致状態になければならない、などの境界条件に触れないままに、何でもカウンセリングで対応すればよいかのような風潮を拡散したきらいはあります。筆者が臨床現場での仕事に携わっていた一九七〇～一九八五年頃には、心理療法家は徒弟制度的な環境で「技は見て覚える」指導が一般的であり、人格の諸相に数値を割り振ることへの必要さの認識は限定的で、測定の必要度は低かったのです。

一九六〇年代の米国をはじめとする人権思想の実質化という時代精神を背景に、限られていた医療の対象者は拡大し、保険点数制度の導入が必要となるに伴って、治療実績の確認（数量化）を求める「根拠に基づく医療（evidence-based medicine：ＥＢＭ）」の考え方が一般化していきました。しかし、わが国での精神分析学的心理治療も非指示的療法カウンセリングも、医療の場で科学的要件を満たす測定エビデンスを必要とすることに関心が薄かったように考えます。最近では行動理論由来の認知行動療法は、前述のように、来談者に問題の理解を求めるため、数量化を基本とした心理検査が活用されるようになっています。

B　測定への貢献

心理学が果たしてきた医療への貢献として特筆すべきは、知能検査と人格検査の開発が挙げられます。両者とも物理量と心理量とを橋渡しする「心理物理学（psychophysics）」の心理尺度構成法を基盤とするもので、科学的手続きに基づいて、物理的な対象物はないが、あるかのように取り扱うことが一般的に許容される構成概念である知能や人格に、具体的には数量だけでなく、順序やカテゴリーなども含む、数値を与えることを可能にしました。このことは心理学の対象を社会のなかで共通理解し、論議を進めるうえで画期的な貢献というべきでしょう。

たとえば、個人差を測定する目的で一九〇五年にビネー（Binet, A.）とシモン（Simon, T.）が最初の知能検査を考案し、その後精神年齢と暦年齢との比から知能指数（intelligence quotient：ＩＱ）で表示されるようになりました。公的な教育制度を導入する時代になって、学校制度になじまない個性を有している児童を判定するのが当初の目的です。公教育では、決められた材料（それらは、その時代の社会で生活を送るうえで基盤となる、文字・文法の習得や語彙の獲得、計算など）を教授することを目指すが、その習得には個人差が大きく、公教育に順応できるかを判定することは重要でした。この検査を先駆けとして、個人差の測定は、世界的な広がりをみせることとなりました。

一九二〇年代から一九三〇年代にかけて、知能構造の検討や因子分析を用いた知能、適性、学力、性格、態度など多種類の検査が作成されました。この時代においてキャッテル（Cattell, J. M.）は大きな貢献をした研究者です。ヴントのもとで反応時間を内観の要素に分類する試みなどをしているなかで、ヴントの方法の限界を知り、米国に戻った彼は、人間の能力の範囲・変動性を測定し、個人差を測定する検査の開発を行いました。測定と統計学を強調する考え方は、彼の弟子であるソーンダイク（Thorndike, E. L.）やウッドワース（Woodworth, R. S.）に引き継がれ、現在の心理学では統計を学び、結果に統計的分析を加えることの重要さを習得するようになったのです。このようなプロセスを経て、一九六〇年代後半には心理検査は黄金期を迎えました[3]。それらの検査作成のプロセスには、心理尺度構成の基本的な手続きである標準化（妥当性、内的整合性、再検査信頼性の検証などの統計的処理）が含まれています。これらの歴史は、自然科学と類似する水準で「構成概念を測定する」尺度のつくり方を心理学が獲得したことであり、大きな貢献と言えるでしょう。ただ、臨床場面では一つの測定ですべての知的機能を測ることには無理があり、後に神経心理学的検査の誕生を招くこととなりました。

3　わが国の神経心理学的検査の現状、およびその問題点

まず、わが国の心理検査全般の現状と問題点とを指摘したいと思います。心理検査は一九五〇年代と一九六〇年代のものの多くが今でも販売されています。この年代には知能検査だけでなく、さまざまな個人差を測定できる心理検査がつくられました。それらは、親子関係検査、発達関係検査、性格・人格検査、職業適性検査、読書力検査、不安・ストレス検査など多様です。知能検査の「ＷＩＳＣ」、「ＷＡＩＳ」や人格検査の「ＹＧ性

格検査」など現在でも頻繁に使用されており、公認心理師養成の課程で習得する必要のあるものもあります。一方で、この時代に心理検査の代表的なものと見なされた投影法検査は現在では人気がありません。投影法検査とは、精神分析学から発達したもので、一様でない反応が生じると考えられるインクのシミが何に見えるかを反応させる「ロールシャッハ検査」、樹木を自由に描画させる「バウムテスト」などがその代表的なもので、同じ発想に基づく検査法は多数開発されました。投影法検査は総じてその評価（解釈）に訓練が必要なことや評価が一義的に決まらない特性を持ちます。つまり、検査結果が検査者によって異なる可能性が大きいのです。このことは客観性を求める立場からは受け入れがたいと考えられて精神分析学の役割は衰退傾向にあります。ただ、投影法検査は一般的に患者との相互のやり取りが必須で、そこから簡単には記述できないが得られる諸情報があり、それは治療の一環とも考えることができるため、有用性がないと一概に断定すべきではなさそうです。

前述したように、ヴントの系譜につながる行動主義心理学は一九七〇年頃から認知革命と呼ばれる変容を経験することとなりました。これは、厳密な客観性を追求する行動主義から、人間の主観を受け入れ、記憶、言語、感情、注意、問題解決、推論、イメージなどの諸機能（つまり認知機能）を研究対象にしようとする研究動向が生じ、それぞれの機能に対応した測定・評価方法の開発が進み、現在に至っています。

わが国の測定の現状を考えると、この認知革命への対応が鈍いことが指摘できます。つまり、認知機能を要素別に測定する検査が乏しく、旧来の知能検査や人格検査に偏重している傾向があります。実行系などの新しい認知機能の概念への対応が乏しいために、多角的に機能を測定できない問題が指摘できます(4)。

これらの状況を生み出した理由には、認知心理学研究者が先行研究の検証など理論そのものの理解や検討にもっぱら関心を集中させ、尺度構成などの応用への志向性が乏しかったことに原因の一端があるでしょう。たとえば、記憶の諸特性には関心を示す認知心理学者が、医療などの隣接領域で必要とされる、標準化された基準値を持つ記憶検査の開発には尻込みする傾向があるという類いのことです。これは、知能検査、人格検査をはじめとする検査は欧米で開発されたものを翻訳されることが多く、このような場合には、基準値の設定のために日本人を対象にした標準化手続きが改めて必要となります。近年の研究業績を数で評価する傾向の強まりは、このような煩雑さを厭《いと》う風潮を生み、それが影響しているのかもしれません。検査の開発に必要な因子分析など統計処理が簡単にできるようになったことの副作用か、独自に検査を作成したほうが早いと考えているのではないかと考えてしまいます。測定することにどの程度社会的な価値があるのか、広く使用されるのか、社会的な状況の変化に伴って基準値の妥当性の検証・見直しがされるかなどは、考慮されなければならず、安易な検査開発は、結局は心理学の信頼性と地位低下につながる可能性を危惧します。

さらに言えば、わが国では脳科学を心理学の教育プログラムに加える時期が遅すぎたことも理由でしょう。中枢神経系の構造や機能についての知識が自明となっている欧米の認知心理学との乖離《かいり》は、わが国で心理学研究者と医療領域研究者との協働作業が活発にできていない現状を生んでいると考えられます。

神経心理学的検査に話題を移しましょう。神経心理学的検査とは脳部位・構造・経路と関連する機能を測定するのが目的の検査のことです。その発展に重要な役割を果たしたのは旧ソ連のルリア（Luria, A. R.：1902-1977：**図3-3**）で、第二次大戦での銃創患者を対象に脳部位と機能との関連を検討しました。感覚生起に対応する一次野、感覚を知覚に変換する二次野、異種感覚の統合や知覚・記憶・推理・思考・意思・制御などの高次脳機能を担う三次野と、脳機能と部位との関係を特定する分類は彼の成果です。彼はまた、高次脳機能は環境や文化の影響を受け、力動性を持ち、脳は一つのシステムとして働くことを強調しました。この考え方は局在論的発想を超えるもので、その後の脳画像研究法で確認されただけでなく、認知リハビリテーションの重要な基盤を示唆するものです。

ルリアの測定技法には心理尺度構成でいう標準化手続きに疑問はあるものの、その後、個別の心理尺度で

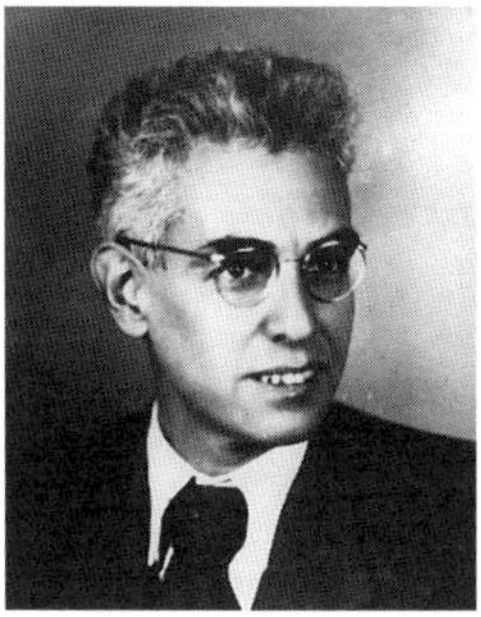

図3-3　ルリア（Luria, A. R.）（Wikimedia Commons）

構成される神経心理学的検査バッテリーの誕生を促しました。たとえば、「ハルステッド＝ライタン・バッテリー（Halstead-Reitan Battery）」では、言語、注意、触知覚、空間知覚などを下位検査で測定し、①患者の症状の有無、部位、範囲、特性に焦点を当て、経過を追究できる検査へ量的評価を可能にすること、②特殊な技能者しかできない測定から、誰もが可能な測定への方向性を明確にしました。一九九〇年代には、①患者はどのように反応（回答）を生み出したかという質的分析の重視、②患者の特性（年齢、性別、教育歴など）を加味した基準値の作成、が重視されるようになり、今日に至っています。

現在、わが国で用いられる神経心理学的検査は、高次脳機能障害学会編のいくつかを除けば、欧米で開発された検査の邦訳です。これらの心理検査の問題点の特徴を列挙すると、以下のようなことを問題として指摘できます。

①認知心理学の知見を背景とする検査が少ない。
②基準値の妥当性を確かめるための適切な標準化手続きが不十分である。たとえば、計量心理学では標準化手続きには母集団数 N＝四〇〇以上が望ましいとされるが、[5] 邦訳される際の母集団数ははるかに少数である。
③信頼性の高い基準値が乏しい。
④実用的観点（時間、心的負荷、経費）が乏しい。

もっとも、これらを踏まえた改善の取り組みは始まっていることを付記しておきます。

4 心理学が果たすべきこれからの役割――未来を考える

心理学が認知症医療の場で果たす役割を考えるうえで重要なことの一つに、現在の「認知症医療の流れ」に沿うことがあります。これは、「認知症かどうかの診断から前駆症状の診断へ」の変化を念頭に置くべきという意味です。

認知症の原因疾患で最も頻度が高いとされるアルツハイマー病などについては、発症前から発症に至るまでの病的変化と各種バイオマーカーとの結果を調べればよいとされています。発症前の最初期には脳内にアミロイドの蓄積が始まり、次いで脳内のシナプス機能が低下します。さらに病状が進行すると、中枢神経系や末梢神経系のニューロンやグリア細胞に脳の成熟、軸索での信号伝達、ストレスに対する細胞応答など脳神経系のさまざまな現象に関わっているタウ・タンパク質に障害が現れ、それが進行することで神経細胞の減少が起こります。神経細胞の減少に伴い脳萎縮が目立つようになるとともに認知機能の低下が生じ、認知症の症状が出現してくることが知られるようになっています。最初期のアミロイドの蓄積はアミロイドＰＥＴ（positron emission tomography）で可視化できるようになりつつありますし、シナプス機能の低下についてはブドウ糖ＰＥＴやｆ-ＭＲＩ（functional magnetic resonance imaging）で描出できます。また、タウ・タンパク質による神経障害も脳脊髄液のアミロイドβÄi040やアミロイドβÄi042を測定することで推定できます。神経細胞の減少に伴う脳萎縮に関してはＭＲＩによって関心領域（たとえば、海馬など）の容積変化を可視化し異常を捉えることができます。認知症が発症する前の段階で症状を早期に捉えることでは画像診断が先行しており、神経心理学的検査の出番はないと思われるかもしれませんが、そうでもありません。画像診断は専門外来においてのみ実施可能な診断法です。住民健診やかかりつけ医での診察では実施不可能です。

それゆえ、簡便で感度の高いスクリーニング・ツールとしての神経心理学的検査が求められています。早い段階で認知症である可能性を見落とすことなくスクリーニングできれば、画像診断技術と併用することによって早期に認知症を発見することができることにつながります。これまでは対象者が認知症と診断できるかをスクリーニングする目的の測定が行われてきました。たとえば、認知症診断のための検査法として高い信頼性と妥当性を持つ知名度の高いものに「改訂長谷川式簡易知能評価スケール（Hasegawa's Dementia Scale Revised：ＨＤＳ-Ｒ）」と「ミニメンタルステート検査（ＭＭＳＥ、精神状態短時間検査）」があります。ただ、両者ともに、認知症が軽度の場合、あるいは初期段階の症例での感度には問題があるとの指摘があります[6・7・8・9]。

「認知症かどうかの診断から前駆症状の診断へ」を視座に置いて、これからは予防的な視点での測定が求められます。したがって、心理学では行動学的測定による前駆症状の検知を目指さなければなりません。効用と限界を検討した行動指標とアミロイドβなどの生体医学的（biomedical）測度との併用可能性などの検討も目指すべきです。

また、最近の課題として「医学の知識と人間の価値とのバランスの取り方」が指摘されています[10]。本章はＥＢＭという時代精神に沿う文脈で記述していますが、矢倉[10]はＥＢＭの限界を指摘します。病気を病理学的な変化と捉え、その変化や原因を軽減・除去することが治療であるとする「cure」の限界として、個人を取り巻く家族や社会環境や個人史、つまり価値が排除されていることへの気づきです。「cure」から「care」への転換を企図するもので、ＶＢＭへの志向性を訴えています。この志向性からは、①医療サイドと医療を受ける側とでの情報と医学的判断の共有、②個人の価値を認め、それに対応する医療の提供、③弱みよりも強みへの焦点シフトを志向するポジティブ（positive）心理学的発想に基づいた認知機能リハビリテーションのありようなどが課題として浮かび上がってきます。数値にのみ依存するEBMは個人を理解するうえで限界を持つことの認識を共有する者も少なくありません[11]。それらは、工学の進歩で診断評価を医療者以外に委ねるという問題や、測定の数値にのみ依存する場合の、生体医学的（biomedical）測度や画像情報への過度の依存を危惧するものです。

5 おわりに

これから心理学徒に必要とされるものには、「測定についての十分な理解」、「学際性を持つこと」、「価値について思考すること」、そして「コミュニケーション力を高めること」があるでしょう。医療の場では、医療側だけが判断能力を有し、対象者側にその能力がないというのではなく、医学的判断を医療の側と対象者側の両者で共有する、医療の個別化への方向性がうかがえるからです。

このような方向性を考えると、医療の場で心理学的測定が用いられる際には科学的手続きによる測定結果と価値とのバランスの取りようが重要となります。価値はその人の生育歴、生育環境のもとで醸成されるので、異なる学問領域で育った人間が同様の価値観を持つとは考えにくいものです。しかし、多様な価値を尊重して、つまり、異なる見方を総合し交渉するプロセスが介在し、心理学での価値観と医学分野、保健分野などでの価値観との擦り合わせが求められます。ここでいう心理学での価値観とは、測定と評価についての理論的背景や効用と限界の十分な理解のことで、測定が検査マニュアルに基づく数値の算出ということではありません。測定と評価への十分な知識に基づくコミュニケーション力が大きな意味を持ちます。

これは医療分野の職種間連携の場でも、対象者との場でも変わりはありません。自らの価値観と他者の持つ価値観との擦り合わせには、自らの専門領域は言うまでもなくそれにとどまらない、理解を可能にする学際的な知識の蓄積や、相手の想いを想像できる能力、表現力が重要となります。チーム医療体制に上手に加わるための必須要件となるでしょう。

これらの要件は医療の場で貢献できる心理学分野の人材を育てることが容易でないことを意味しますが、心理学の強みを確実なものとする教育（測定についての基礎教育）、脳科学の知識、コミュニケーション力を涵養《かんよう》することの大切さを示唆しています。

【付記】

本章は、二〇一八年に行われた日本心理学会の公開シンポジウム「認知症医療への心理学的貢献」にて講演し、八田武志（二〇一九）「認知症医療における心理学の過去・現在・未来を考える（特集――認知症の診断・治療と心理学の役割）」『学術の動向』二四巻五号、二〇–二四頁として掲載された論文を加筆・修正したものです。

【引用文献】

（1） Schultz, D. (1981) *A history of modern psychology*, 3rd ed. Academic Press.（村田孝次 訳（1986）『現代心理学の歴史』培風館）

（2） 八田武志（2007）「心理学とは」八田武志 編『新版現代心理学』培風館、一–四頁

（3） Burgess, P. W. & Stuss, D. T. (2017) Fifty years of prefrontal cortex research: Impact on assessment. *Journal of the International Neuropsychological Society*, **23**, 755–767.

（4） 八田武志（2007）「神経心理学における測定と評価について」『神経心理学』二三巻、二–七頁

（5） Charter, R. A. (1999) Sample size requirements for precise estimates of reliability, generalizability, and validity coefficients. *Journal of Clinical and Experimental Neuropsychology*, **21**, 559–566.

（6） 伊集院睦雄（2010）「7–Minute Screen（7MS）とMemory Impairment Screen（MIS）」『老年精神医学雑誌』二一巻、一八三–一八九頁

（7）Bossers, W. J. R., van der Woude, L. H. V., Boersma, F., Scherder, E. J. A., & van Heuvelen, M. J. G. (2012) Recommended measures for the assessment of cognitive and physical performance in older patients with dementia: A systematic review. *Dementia and Geriatric Cognitive Disorders Extra*, **2**, 589–609.

（8）Mitchell, A. J. (2009) A meta-analysis of the accuracy of the mini-mental state examination in the detection of dementia and mild cognitive impairment. *Journal of Psychiatric Research*, **43**, 411–431.

（9）岩原昭彦・八田武志（2014）「住民健診を対象とした短縮版ＭＭＳＥ（ＳＭＭＳＥ）の有用性と妥当性」『人間環境学研究』一四巻、一〇一－一〇八頁

（10）矢倉英隆（2019）「シンポジウム『医学における人間』で、現代医学の課題を考える」『医学のあゆみ』二六八巻、一六六－一七〇頁

（11）Kent, P. L. (2018) Evolution of clinical neuropsychology: Four challenges. *Applied Neuropsychology: Adult*, **27**, 1-13.

第Ⅱ部

認知症患者の支援に対する心理学的貢献

第4章　認知症の人の意思決定サポート

【加藤佑佳・成本　迅】

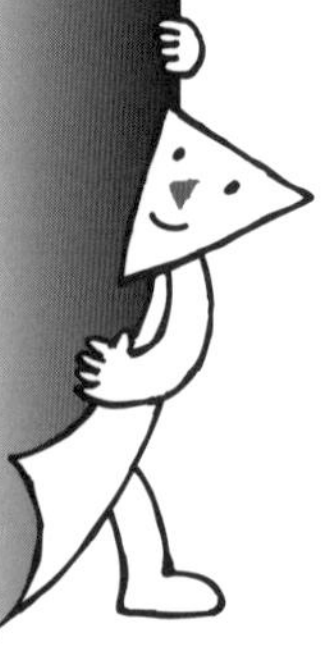

1　認知症の人の意思決定支援を取り巻く現状と課題

認知症の人の意思決定支援と聞いて、具体的にどのような場面を思い浮かべるでしょうか。認知症の人一人ひとりの暮らしに訪れる意思決定の場は、日常的な買い物やセルフケアから、治療の選択、金融商品の契約、居所の選択などの複雑で高度な意思決定まで多岐にわたります。

高齢になると、視覚や聴覚などの感覚機能の衰えや、記憶力、判断力といった認知機能の低下も相まって、意思決定をするには本人を取り巻く周囲の支援が欠かせなくなってきます。特に認知症の人の場合、認知機能の低下に加えて、うつや不安、妄想などの精神症状を伴うことも多く、いっそう意思決定能力が低下しやすく、専門性の高い意思決定支援を要します。

国連障害者権利条約の批准に伴って、国は二〇一八年に「認知症の人の日常生活・社会生活における意思決定支援ガイドライン」を発表しました[1]。このガイドラインは、日常生活や社会生活などにおいて認知症の人の意思が適切に反映された生活が送れるよう、認知症の人の意思決定に関わる人が、認知症の人の意思をできる限り丁寧にくみ取るために、認知症の人の意思決定を支援する標準的なプロセスや留意点が示されています。また、京都府では、多職種で検討して認知症総合対策をまとめ、京都式オレンジプランとして二〇一二年に発表しました。ここでは、一〇の達成目標のうち七番目の項目に、認知症の人の意思を尊重する目的で、「私は、自らの思いを言葉でうまく言い表せない場合があることを理解され、人生の終末に至るまで意思や好みを尊重されてすごしている」という目標を掲げて取り組んできました。しかしながら、二〇一七年度に京都式オレンジプランの達成度評価のために医療介護の専門職を対象に行われたアンケート調査[2]では、「人生の終末に至るまで、わたし（認知症の人）の思いが尊重されると思う」という質問項目に対して、「とてもそう思う」、「少しそう思う」と答えた人の割合は一五％に過ぎず、認知症の人に関わる専門職であっても意思決定支援は難しいと捉えていることが浮き彫りになっています。

私たちは、高齢者が健康なときから認知症などで意思決定能力が低下したときまで、切れ目なくその人の意思が尊重され、安心して生活していくことができる地域社会をつくるために、科学技術振興機構（ＪＳＴ）の社会技術研究開発センター（ＲＩＳＴＥＸ）の助成を得て、「認知症高齢者の医療選択をサポートするシステムの開発」プロジェクト[3]を行い、法律、医療、福祉介護で協働して医療同意能力の評価方法と意思決定支援のプロセスについて検討を行ってきました。また、医療同意能力に関する知見を踏まえ、次のステップとして、科学技術振興機構（ＪＳＴ）のセンター・オブ・イノベーションプログラムの助成を得て、「高齢者の地域生活を健康時から認知症に至るまで途切れなくサポートする法学、工学、医学を統合した社会技術開発拠点（Collaboration center of law, technology and medicine for autonomy of older adults：ＣＯＬＴＥＭ）」プロジェクトを立ち上げ、認知症の人の契約や遺言などの財産管理に関する意思決定支援についても取り組んでいます。このプロジェクトでは、医療、法律、福祉介護、心理、工学における専門職に加え、金融機関、民間企業とも連携し、職種の垣根を越えて協働することを重視しています。

本章では、これらのプロジェクトで得られた知見をもとに、医療同意、財産管理における契約や遺言などの具体的な意思決定の場面を取り上げ、認知症の人の意思決定能力の評価と支援の方法、また多職種連携の支援のあり方について紹介していきます。本章が認知症の人の意思決定支援について、広く考えられるきっかけになれば幸いです。

2 医療同意

A 意思決定支援を踏まえた能力評価

医療の現場では、認知機能が低下して自分で医療の必要性を判断することが難しくなった認知症の人に対して、本人の同意のみで治療を進めてよいものか、もしくは治療を拒否する本人に対して必要な医療を提供すべきか否かなど、本人の意思をどうくみ取り、治療方針を決定していくべきかが大きな問題となっています。医療行為に関する意思決定能力（医療同意能力）は、各種の意思決定場面のなかでも最も研究が進んでいる領域であり、後述する財産管理能力などを考えるうえでも非常に参考になります。

まず、注意すべきことは、意思決定能力は固定されたものではなく、状況依存的な能力ということです。つまり、意思決定能力は一概にあり、なしで決められるものではなく、判断の内容の複雑さやリスクの度合いによって求められる意思決定能力のレベルは異なります（**図4-1**）。医療同意であれば、内服薬の服用や予防接

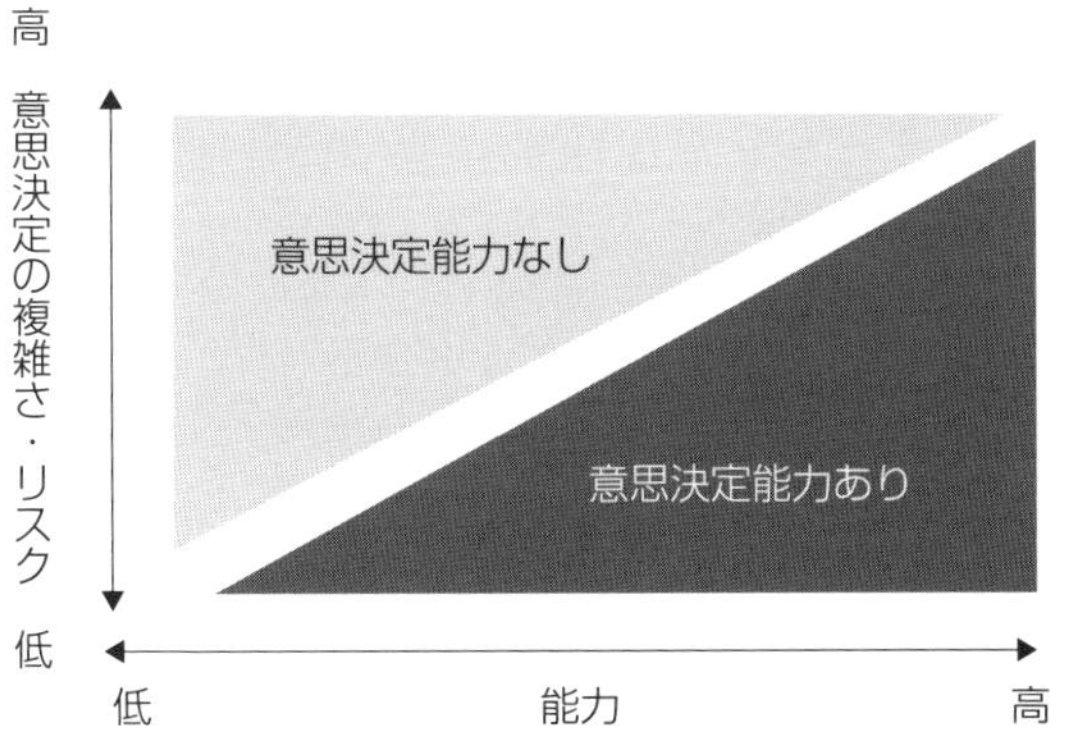

図 4-1　意思決定に必要とされる能力と意思決定の内容の関係（成本[4], p. 80）

種のようなリスクが低く簡単な治療についての意思決定場面か、再発・進行がんの検査や手術などリスクが高く選択肢も複雑な治療についての意思決定場面かによって必要とされる医療同意能力の程度は異なります。認知機能の低下があったとしても、複雑な医療行為の判断は難しくとも、単純な医療行為であれば十分に判断して意思決定を行うことが可能な場合があります。したがって、本人が直面している侵襲性や結果の重大性と照らし合わせながら求められる医療同意能力の水準を決定することになるため、詳細に評価するためにはそれぞれの医療行為に関して評価する必要があります。

医療同意能力を構成する要素として、①理解、②認識、③論理的思考、④選択の表明の四つの要素があります[5]（**表4-1**）。

①理解は、病名や病気の症状と経過、治療のメリット・デメリット、治療しないことによるメリット・デメリットなどについて、本人の言葉で説明してもらうことで評価します。アルツハイマー型認知症でよくみられる傾向として、相手の意見に同調してしまいやすいことから、「〇〇さんは乳がんです。今の時点で乳がんをとる手術をしたら他の身体への転移も防げます」と言われると、深く理解せずに「はい」と相手の提案に安易に同意してしまう可能性があるため、どこまで説明された内容を本人が理解しているのかを確認することが重要です。

表 4-1　医療同意能力の評価基準と質問例（成本[3]，p. 150）

要　素	評価基準	評価のための質問例
理　解	告知された医学的状態と治療，治療に伴う利点や危険性に関する情報を理解しているか確認するため，本人の言葉で説明するよう促す。	「○○先生があなたに説明したこと（疾患名，推奨される治療の説明，治療に伴う利益と危険性，治療を受けない場合の利益と危険性）からどういう病気であるか，あなたの言葉で説明して下さい」
認　識	説明を受けた疾患や医療行為を自分のこととして認識しているか確認するため，医学的状態や提案された治療が自分のためになるか意見を述べるよう求める。	「これがあなたの病気の主な特徴ですが，そのことについて何か疑問に思うことはありませんか」 「この治療を受けることがあなたのためになると思いますか」 「どうしてそう思うのか教えて下さい」
論理的思考	治療の選択肢と結果を比較し，選択した理由について述べるよう求める。患者は「不合理な」選択をする権利があるため，選択結果ではなく，プロセスに焦点を当てる。	「今まで説明した中で1つ目はAという治療，2つ目はBという治療です。このうちどれを希望しますか」 「（選択した治療）が良いと思うのはどうしてか教えて下さい」 「（選択した治療）の起こりうる利点と危険性について話してきました。では，この治療があなたの日常生活にどのような影響を及ぼすと思いますか」
選択の表明	患者に治療の選択を示すよう求める。	「先ほど（選択した治療）を選ばれていました。一通りのことが話に出ましたが，今はどのように思いますか」

②認識は、説明された病気が自分の身に起きていることや、その医療行為が自分にとって必要とされていることを認識しているかを確認します。認知症などで病識が乏しくなると、「自分はがんではない」と考える場合があります。理解の要素は保たれ、病気の説明や治療のメリット・デメリットなどは自ら説明できるにもかかわらず、「自分はそんな病気ではないので、治療の必要はありません」と自分の立場に置き換えて認識することはできないということがあります。ここでは本人の宗教的信念や文化的背景など個人の価値観も含めて検討する必要があり、医療同意能力評価のなかでも最も複雑なプロセスとなります。

③論理的思考は、決定に至ったプロセスについて、本人に説明を求めることで確認します。複数の選択肢がある場合、本人が選んだ選択肢が他の選択肢よりどのような点で良いと考えたのか、本人が選択した治療を行うことで日常生活にどのような影響があるかを考えるよう促すことで、選択した根拠を確認することができます。たとえば、抑うつ状態にある人が、「自分は生きている価値のない人間だから治療を受けるに値しない」と必要な治療を拒否したとしたら、うつ状態に伴う罪責感などの精神症状に影響されて一時的に思考プロセスがゆがめられている可能性があります。この場合は、論理的思考が保たれているとは言いがたく、まずはこうした思考プロセスに影響を及ぼしている精神症状を治療したうえで、改めて医療同意能力を再評価することが必要と考えられます。

④選択の表明は、治療する・治療しない以外にも、信頼できる医師や家族などに任せたいなど、自分の意思をある程度一貫して表明できるかを確認します。必ずしも言葉で伝える必要はなく、筆談やうなずき、指差しなど、本人が可能な方法で伝えることができれば問題ありません。意思を聞き取る側が、本人の状態に配慮して、本人にとって表明しやすい方法を工夫することが重要です。また、日や状況によって本人の意思が変わることはよくあります。本人の表明した意思が、二転三転する場合は、これまでの本人の信条や価値観、生活歴などからみて整合性がとれないと判断される場合、また、副作用が強かったり機能障害が残る可能性が高かっ

たりする治療など、本人にとって大きなリスクを伴う意思決定に関しては、一度きりの本人の意思表明で進めるのではなく、可能な限り日を置いて再度確認することが望ましいと言えます。

医療同意能力を詳しく評価する方法としては、「MacArthur Competence Assessment Tool-Treatment（ＭａｃＣＡＴ-Ｔ）」があります[6]。これは、上述した四つの要素に沿って医療同意能力を評価することのできる半構造化面接法です。所要時間は約二〇～三〇分で、本人が直面している疾患や治療の内容、治療の選択肢について、本人の医療同意能力を評価することができます。下位項目の質問それぞれについて点数化し、得点が高いほど医療同意能力が高いと判断できます。何点以上なら医療同意能力ありと判定できるような基準が設けられているわけではなく、点数を参考にして総合的に判断する形式をとりますが、客観性の高い評価に結びつくだけでなく、どの領域の能力が低下しているかを明らかにすることができます。実際に臨床現場で用いる際には、治療ごとに医療行為の説明や質問項目を検討する必要があり、事前の準備が必要ですが、筆者らが作成した抗認知症薬開始時の医療同意能力評価のＭａｃＣＡＴ-Ｔ[3]に加え、最近では血液透析開始／継続の医療同意能力版[7]も公開されているので参考にしてください。

私たちは、当初は医療同意能力がないと考えられていたものの、こうした客観的ツールを用いて評価することで、本人に医療同意能力があると確認できた事例を経験し[8]、客観的な能力評価の意義が高いことを実感しました。最近では身寄りのない人に対し、本人の同意だけで治療を進めてよいか判定してほしいというニーズが増えており、今後ますます医療同意能力評価の必要性が高くなると予想されます。

また、医療同意能力評価の結果を踏まえ、適切な意思決定支援の導入を図ることで、理解力の低下が疑われる場合でも意思決定能力が改善する可能性があることを常に意識しておくことが必要です。認知症の人に限らず、医療行為などの説明はなじみが薄く、一回で聞いた情報を理解することは難しいものです。認知症があると、記憶や判断力の低下により、いっそう説明内容を理解することが困難になります。したがって、口頭で説

表4-2　理解を助け本人の意向を推測するための工夫（成本[3]，p. 155）

聴　覚	・補聴器がある場合はなるべく装着してもらう ・本人の正面から口の形を見るように促し，大きく口を開けて発音して見せる ・必要以上に大きな声で伝えようとせずに（騒音暴露といって難聴を悪化させる場合がある），適宜，筆談など視覚的補助を用いる
注　意	・人の出入りや他の人の話し声などが気にならず集中できる環境を設定する ・話す前に名前を呼んで注意を喚起する
記　憶	・一文を短く区切る。キーワードとなる言葉は一文に1～2個程度とする ・字や図など視覚的な補助を使い記憶に残りやすくする。説明の時に使ったメモや図を，後日の確認の時に使うと思いだしやすい
理　解	・本人の教育歴や認知機能レベルに応じた言葉や馴染みのある表現への言い換えを行う ・説明内容のポイントを分かりやすく書いて指し示す ・実際の病変の部位を確認しながら説明する
選　択	・選択肢を2つに絞る ・「はい」「いいえ」で答えられる質問

明するだけではなく、文字にして確認できるようにしたり、図や表を利用したりと、理解を補うためのサポートを提供することが欠かせません（**表4-2**）。

医療行為に対する本人や家族の意思決定を支援するためのツールをデシジョン・エイド（decision aid：DA）とよび、海外では冊子やWeb、DVDなどさまざまな形態のDAが開発されています[9]。私たちは、高齢の統合失調症患者に対し、イラストや重要なキーワードを記載したDAを用いることで、抗精神病薬と脂質異常症治療薬の治療について、疾患の理解や治療のメリット・デメリットなどの理解が向上したことを明らかにしました[10]。DAによって視覚的理解を促したことがワーキングメモリの低下を補い、これらの理解の促進に功を奏した可能性が考えられ、認知症の人に対しても応用できる知見だと考えられます。作業療法の分野では、イラストを介して作業療法における目標設定を行うための iPad アプリケーションとして「作業選択意思決定支援ソフト（Aid for Decision-making in Occupation Choice：ADOC）」が開発され、認知症の人の意思決定支援への活用が報告されています[11]。国内における認知症の人に対するDAの知見はまだこれからですが、意思決定支援への応用は今後ますます期待される分野です。こうした客観的な能力評価と意思決定支援を両輪とする考え方は、医療同意に限らず、すべての意思決定支援の場面に通じると言えるでしょう。

B　多職種による意思決定支援

前述したとおり、医療同意能力が低下している場合には、低下している部分を補う工夫をしたり、何度も説明を繰り返したりして本人の理解を促す努力をすることが必要ですが、それでもなお、本人の理解が不十分であったり、意思決定が難しかったりする場合は、医療従事者側で本人の価値観や意向を推定しながら治療方針を決定していくことになります。このとき、大切なことは、主治医のみで決定していくのではなく、看護師やケアマネジャーなどの専門職、本人に関わる家族や後見人、友人などにもカンファレンスに参加してもらうことです。そうすることで、医療的な観点から治療方針を決めていくだけでなく、本人の病前の意向や価値観、好みを反映させた意思決定が可能になります。現在、日本では成年後見人に医療行為について同意する権限は与えられていませんが、治療後の生活を考え、本人の立場に立った意見を述べることは可能なため、積極的に関与してもらうことが期待されます。

医療行為に関する意思決定支援は、病院のなかだけで完結するものではなく、在宅で過ごしているときから、病状が悪化した場合に備えて病院での意思決定に備えておいたり、退院後の生活を見据えたうえでの治療方針を考えたりと、病院と地域が連携して途切れない意思決定支援を行うことが理想です（**図4-2**）。筆者らは、

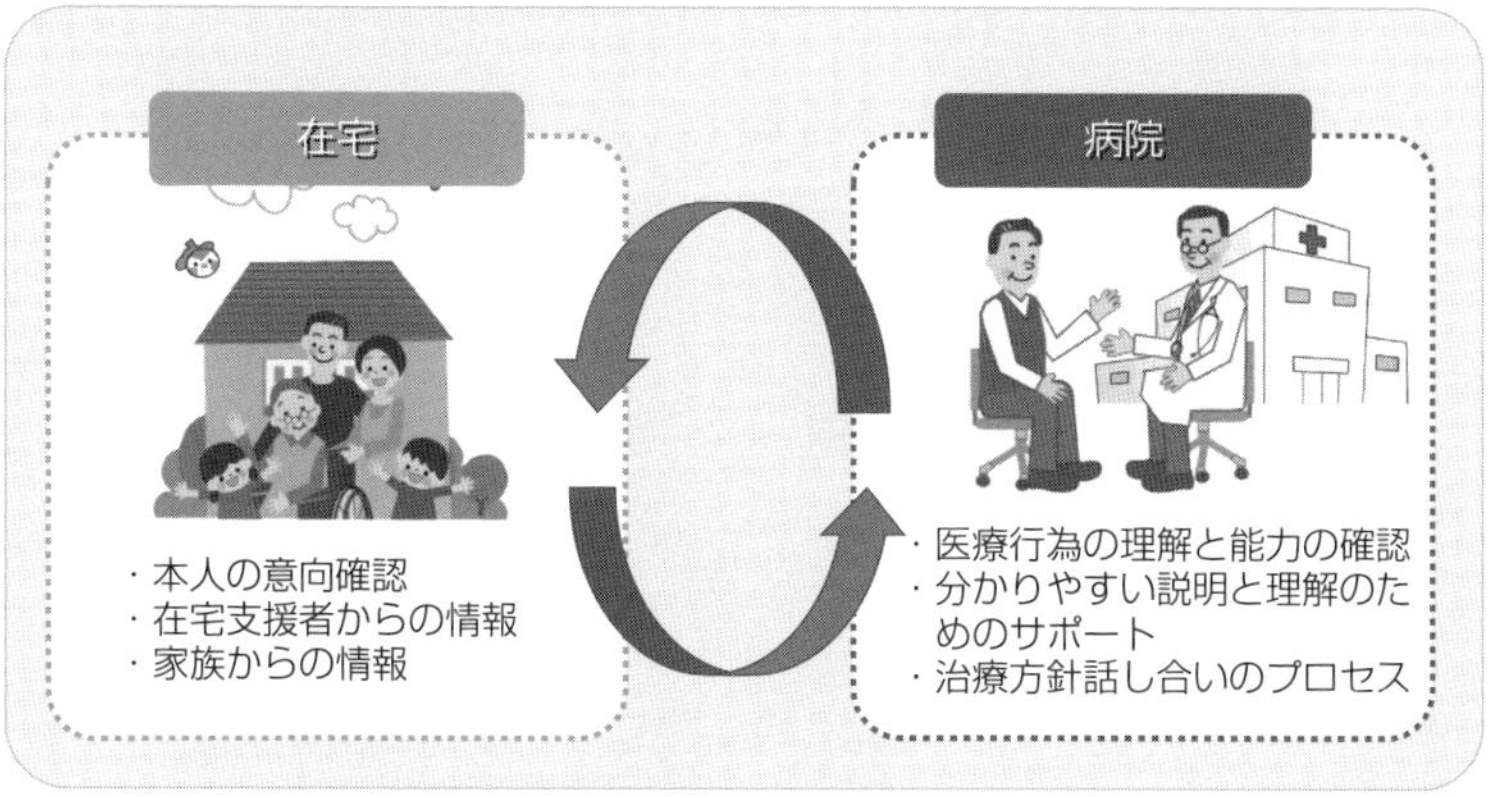

図4-2　病院と地域が連携した意思決定支援の概念図（成本[3], p. 164を著者一部改変）

医療同意のプロジェクトを運用するなかで、こうした包括的な多職種連携の枠組みでの意思決定支援を目指してきました。その成果物の一つとして、病院で勤務している医療従事者と、訪問看護師やケアマネジャーなどの地域における支援者が共通意識を持って意思決定支援を行い、情報共有することが必要と考え、普及啓発や研修に利用できるガイドを作成しました（**図4-3**）。認知症の本人とその家族向けのガイドも用意し、日頃から自分の価値観や医療に対する希望を周囲に伝えておくことの重要性について解説しています。医療従事者向けガイドには、前述したとおり、本人に分かりやすい説明の工夫や医療同意能力の評価方法について解説し、地域の専門職との情報共有の重要性について触れています。地域支援者向けのガイドでは、日頃から本人の価値観や意向について把握することと、それらの情報を病院勤務の医療従事者と共有することについて解説しています。これらのガイドは、すでに一万件以上のダウンロードがされており、医療現場で活用されています。また、ガイドを用いた専門職向けの研修も継続的に開催しており、現場からの意見をもとに改訂を行っています。

ここで重要なことは、医療従事者、地域支援者の専門職のスキル向上とともに、認知症の人本人とその家族側の医療に関する知識の向上や事前の備えに対する意識も意思決定の質を高めるため

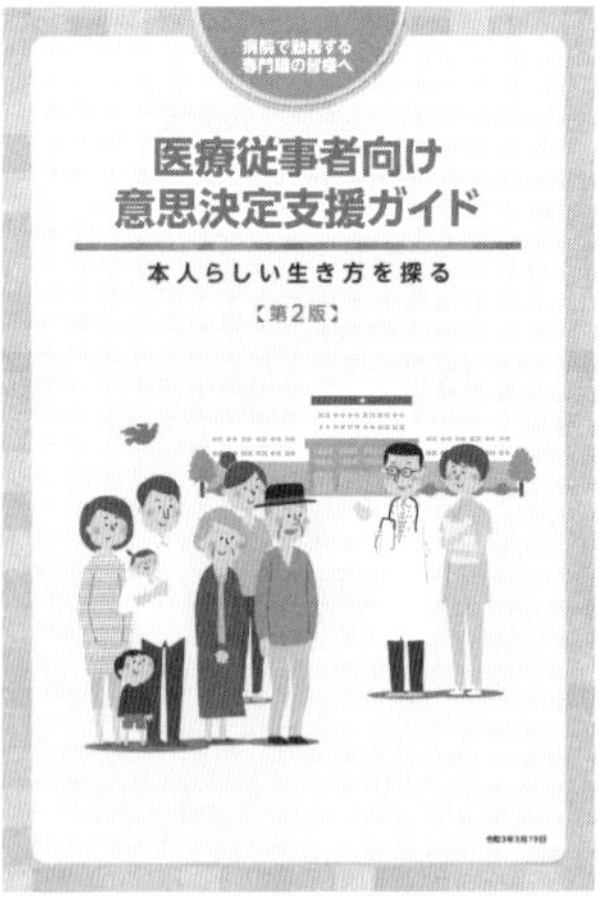

医療従事者向け

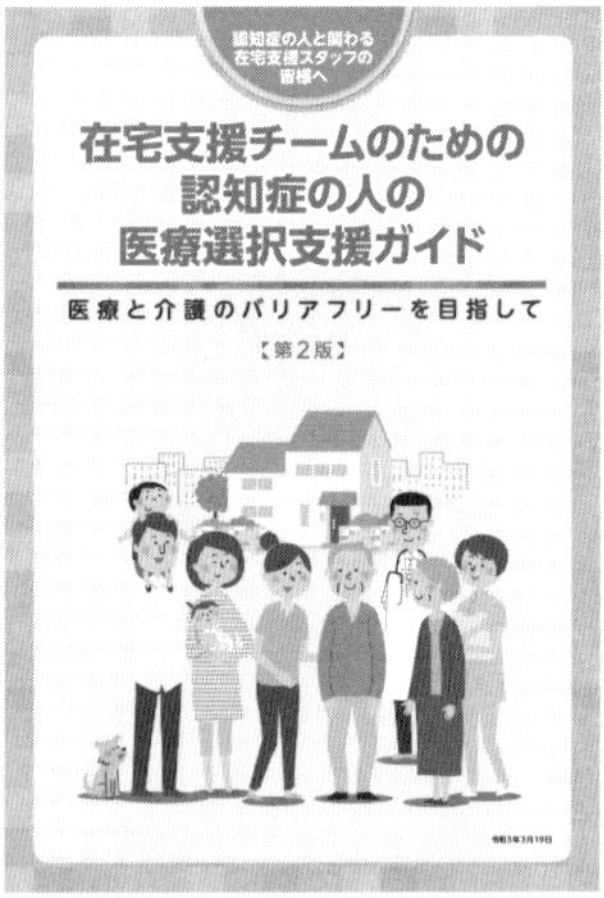

在宅支援チーム向け

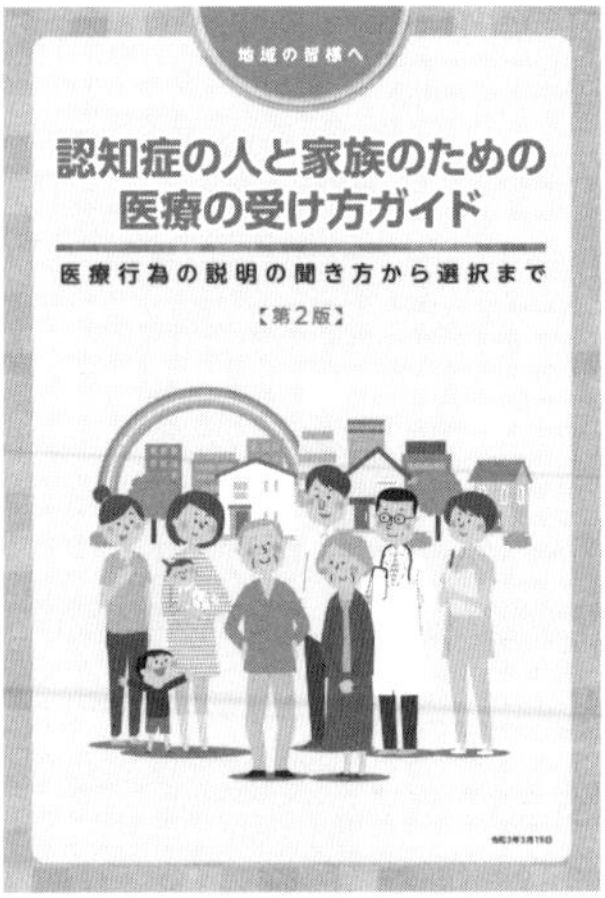

ご本人と家族の方向け

図 4-3　医療現場における意思決定支援ガイド（日本意思決定支援推進機構[12]）

には欠かせないということです。判断ができるうちに自分が受けたい医療やケアを書いておいたり、周囲に伝えておいたりすることは、事前指示書やアドバンス・ケア・プランニングなどと呼ばれて近年普及を目指した取り組みが増えていますが、一度作成して終えるだけでなく、定期的に自分の意思を見直したり家族などと話し合ったりすることが、いざというときの意思決定に役立つことを認識しておきたいものです。

3 財産管理――認知症の人にやさしい金融機関に向けた多職種連携の取り組み

認知症の人の地域生活を考えるうえで、経済活動の基盤となる財産管理を担う金融機関や認知症になる前から地域の人々へサービスの提供を通して関わりを持っている民間企業の存在は大きく、認知症の人の意思決定支援を考えるうえで非常に重要です。ここではＣＯＬＴＥＭプロジェクトの一環として推し進めてきた、認知症の人にやさしい金融機関に向けた取り組みの一部をご紹介します。

私たちが、ある金融機関の協力を得て行ったアンケート調査によると、金融機関の現場で高齢者の窓口対応における困りごととしてよく挙げられるのが、「尋ねられたことを何度説明しても理解してくれない」、『預金の残高がおかしい』『誰かに盗られた』など盗まれたという訴えがある」、「説明している最中に突然怒り出すなど、感情が不安定でどう対応していいのか分からない」といった意見です。さらには、「家族や友人、もしくは他の人物から金融取引を強要されているようにみえる」といった回答もあり、高齢者虐待や詐欺、恐喝の疑いがある事態も示唆されています。こうした内容からは、日々の業務のなかで、試行錯誤しながら認知症の人に対応する窓口業務の大変さが垣間《かいま》見えます。

そこで、金融機関の現場で認知症の人の安心感を高め、お互いの信頼関係を維持しながら適正な意思を引き

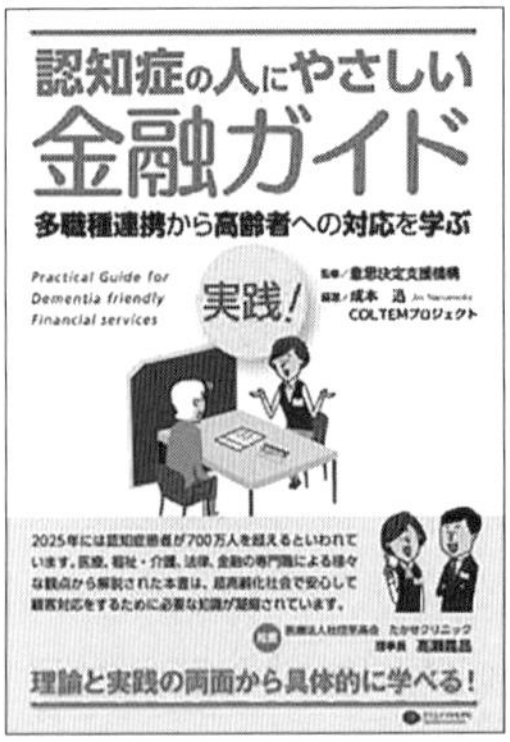

1．認知症の理解

2．知っておくべき基本知識
高齢者とのコミュニケーションのとり方
高齢者との信頼関係の築き方
意思決定能力とは
金融機関における認知症気づきのポイント
金融機関と公的支援窓口との連携

3．今すぐ活かせる！　ケース・スタディ
通帳や印鑑を繰り返しなくす／経済的虐待／詐欺被害

4．金融機関の困りごと（対面編）
来店目的不明で長時間銀行に居座り続けるケース
何度もかけてくる電話への対応　など

5．金融機関の困りごと（訪問編）
長くお付き合いのある顧客宅を訪問したら，以前と様子が違うケース
長くお付き合いのある顧客が，保険料を滞納するケース　など

6．金融機関が準備できること

認知症顧客対応「べからず十三か条」

図 4-4　認知症の人にやさしい金融ガイド（成本ら[13]）

出す方法や対応について、多職種で協働して検討を重ね、一冊のガイドにまとめました[13]（**図4-4**）。特に金融機関の現場では、高齢の顧客に認知症の疑いなどがあっても、個人情報保護の観点から地域包括支援センターなどの公的機関へ情報提供を行うことに対して躊躇《ちゅうちょ》してしまうこともあり得ます。しかし、個人情報の保護ばかりを優先して、肝心の本人の生活や財産が危険にさらされるようになってしまっては元も子もありません。どのような場合に本人の了承がなくても個人情報の提供ができる例外規定に該当するのかや、その場しのぎの対応ではなく認知症の本人の生活を支援するための先を見据えた他機関との連携や対応のあり方などを解説しています。これまでガイドをもとに具体的なケースを使用してのロールプレイ研修も行員向けに行っており、医療、法律、社会福祉などの専門的な知見を実践的に学んでもらうことの意義を実感しています。

さらに、前述した医療同意能力の考え方は、金融商品やサービスなどの契約を行う場面にも応用することが可能です。具体的には、金融機関側が説明した契約内容について、医療同意能力の四つの要素に沿った質問を応用し、本人が結ぼうとしている売買契約の内容やメリット・デメリットなどについて、本人の言葉で説明してもらうことで、どの程度の意思決定能力を有しているのかを確認することができます。ここで本人から十分な回答が得られない場合、その場で契約をするのでなく、日を空けてから再度説明と確認を行う、複数人で人を替えて対応して客観的な判断に努めるなど、慎重な対応をとったほうがいいという判断をすることができます。

金融商品のなかには、五年、一〇年と長期に継続する契約もあり、契約した当初は意思決定能力が保たれていたものの、途中から認知症を発症したり、認知機能の低下が進行したりして、契約に関する意思決定能力が不十分になる可能性も否定できません。こうした問題を防ぐためにも、長期に継続する契約では、契約を続ける意思があるかないか、契約内容や契約を継続するメリット・デメリットなどについてどのように理解しているかなどを定期的に確認する必要があります。こうした考え方は、まだ金融機関や民間企業の実務に応用されているとは言いがたいですが、今後、ガイドラインやマニュアルを通して普及啓発を図ることが重要となってくると考えています。

4　遺言能力――遺言能力を客観的に評価する手法の開発

遺言を残す人には、法的に有効な遺言を作成する意思決定能力、すなわち遺言能力が必要となります。遺言を残した本人が高齢で、特に認知症などがある場合、本人が亡くなった後に、遺言を作成した時点で本人に遺言能力があったのか否か、係争になることが少なくありません。

遺言能力についても、原則的には前述の医療同意能力や財産管理能力などの場合と同様に、遺言内容の複雑さや周囲に及ぼす影響の大きさによって、求められる能力のレベルは異なります。したがって、法律で定められている法定相続割合に近い相続内容の場合や、親族への影響が少ない場合は低い遺言能力でも可能と考えられます。一方で、本来遺産を受け取れるはずの相続人が受け取れなくなる場合や、複雑な資産構成の場合などは高い遺言能力が求められます。認知症だからといって直ちに遺言ができないというわけではなく、遺言能力に応じて可能なレベルを検討することが必要と考えられます。

一方で、認知症の人は、介護者に対して心理的、身体的に依存しやすく、介護者との閉じられた関係に陥りやすいことや認知機能の低下や精神症状などから、周囲からの不当な影響を受けるリスクが必然的に高まります(9)。したがって、本人が遺言能力を有するか否かの最終的な判断をする立場の裁判所をはじめ、遺言に関わる立場の人が、こうした問題を認識し、遺言能力を適切に判断するためには、遺言作成時における遺言者の能力を評価する資料が重要です。このため、遺言者や遺言者を支える人への専門的知見に基づく支援が必要となります。これを可能にするためには、弁護士や司法書士、税理士などの法律の専門家のみならず、精神科医や心理職などの専門家が協働し、より多角的な評価と支援が提供されることが欠かせません。しかし、実際のところ、法律の専門家にとって遺言能力を確認するポイントや、遺言能力が不十分と思われる遺言者を医療の専門家につなぐタイミングをつかむことは難しく、法律と医療の専門家の協働は十分とは言いがたい状況です。

そこで、私たちは、医療同意能力の四つの要素を踏まえ、遺言能力をチェックするときに参考になる観察式の遺言能力チェックリストを開発しました（**図4-5、図4-6**：七二-七三頁）。このチェックリストを用いることで、法律の専門家にとっても遺言能力を確認する必要性を意識してもらいやすく、法律と医療、両者をつなぐ橋渡しとして有効なツールになると考えています。遺言能力の評価や支援に関しては、財産管理の分野と同様、今後さらに老年精神医学や心理学的観点からの知見の蓄積が求められると言えるでしょう。同時に、遺言作成時に遺言能力を客観的に評価し記録できる手法やシステムなど技術要素での開発もますます必要になってくると考えられ、分野横断的な取り組みが欠かせません。

5　多職種連携の枠組みで認知症の人の意思決定を支援するために

認知症の人の意思決定を支援するためには、高齢者に関わるすべての人が、認知症の特性を理解し、本人の意思を尊重しながら支援するスキルを高めていくことが喫緊の課題です。私たちは、本章で紹介したプロジェクトでの取り組みを布石として、権利擁護と適切な意思決定支援のための研究開発およびサービス提供のためのシステムを持続的に発展させていくことを目指し、一般社団法人日本意思決定支援推進機構（https://www.dmsoj.com/）を設立しました。当機構では、京都府からの委託を受け、本章で紹介したガイドやチェックリストなどをもとに、医療福祉関係者や成年後見制度関係者、金融機関関係者、多職種向けなど、それぞれテーマを設定して定期的に意思決定支援研修を開催しています。最近では分譲マンションの住人の高齢化が進み、ボヤ騒ぎや徘徊、騒音など認知症に関連した近隣トラブルが生じているという現状も踏まえ、本章で紹介した金融機関に向けたガイドをもとに集合住宅関係者向けのマンションガイド⑮も開発し、研修と連動させて普及啓発を行っています。認知症の人と本人を取り巻く社会双方が、安心かつ安全に契約や経済活動などの意思決定を円滑に行える社会の実現に向けた一歩につながるための社会システムづくりに貢献したいと考えています。

【付記】

本章は、二〇一八年に行われた日本心理学会の公開シンポジウム「認知症医療への心理学的貢献」にて講演し、成本迅（二〇一九）「認知症の人の意思決定支援における心理学への期待（特集――認知症の診断・治療と心理学の役割）」『学術の動向』二四巻五号、三二-三六頁として掲載された論文を加筆・修正したものです。

椎名・名倉式遺言能力観察式チェックリスト

相談期間	年　　月　　日　～　　年　　月　　日
遺言希望者	
使用者	

本チェックリストを使用するにあたっては、遺言希望者の個人情報に留意し、遺言希望者の承諾をもらってください。

本チェックリストは、遺言能力に関する検査の要否を検討するための参考資料であり、遺言希望者の遺言能力を測定するものではありません。

本チェックリストは、遺言に関する用語の名称の知識を問うものではありません。遺言希望者がその用語の名称を知らなくても、使用者から用語の内容の説明を受けたときにその内容を理解できればよいものとします。

本チェックリストは、主に遺言希望者の発言内容からチェック事項に該当するかどうかを確認するものであり、その発言内容を裏付ける客観的状況を確認する新たな調査は必須ではありません。

本チェックリストは、弁護士や司法書士、公証人の方にご使用いただくことを想定して作成していますが、法曹関係者以外の方もご活用ください。
（例：金融機関の遺言担当者など）

作成：椎名基晴・名倉勇一郎　／　監修：一般社団法人日本意思決定支援推進機構

本チェックリストは、科学技術振興機構「革新的イノベーション創出プログラム（COI STREAM）」の助成を受けて作成されました。詳しくは、一般社団法人日本意思決定支援推進機構（意思決定能力評価・サポートセンター）のホームページをご覧ください。
ホームページ https://www.dmsoj.com/

図 4-5　椎名・名倉式遺言能力観察式チェックリスト——フェイスシート
（日本意思決定支援推進機構[14]）

チェック事項

各項目を確認する際に参考となる視点を「・」で記載しています。　　チェック欄

1	**現在希望している遺言内容(どのような財産を、誰に分配するのか)について説明できる**	
	・現在の自分の財産を把握している	□
	・自分の推定相続人を把握している	
	・遺言内容に関する自己と取得者（推定相続人・受遺者）の関係性を把握している	
2	**【遺言内容を変更する場合のみ】 当初の遺言内容(どのような財産を、誰に分配するのか)について説明できる**	
	・過去（当初の遺言作成当時）の財産を把握している	□
	・過去（当初の遺言作成当時）の推定相続人を把握している	
	・過去（当初の遺言作成当時）の遺言内容に関する自己と取得者（推定相続人・受遺者）の関係性を把握している	
	・遺言内容のほかに遺言の方式も変更する場合は、その理由を説明できる【※この項目は必須ではありません】	
3	**現在希望している遺言内容により、推定相続人のうち特定の推定相続人の取り分を無いものとしたり、法定相続分より減らしたりする場合、その特定の推定相続人は誰か、本来受け取る分配からおおまかにどの程度減るのかを説明できる**	
	・現在の自分の財産を把握している	□
	・自分の推定相続人を把握している	
	・推定相続人やその家族に対するこれまでの贈与状況や寄与分を把握している	
	・遺言内容に関する自己と取得者（推定相続人・受遺者）の関係性を把握している	
	・法定相続分について理解している	
	・遺留分について理解している	
4	**自分の遺言内容によれば、誰と誰の間にどのような葛藤や緊張(感情的対立を含む)が生じる可能性があるのかを認識している**	
	・誰と誰の間に葛藤や緊張が生じる可能性があるのかを、一般論としてではなく自分に関する事柄として認識している	□
5	**現在希望している遺言内容により、法定相続人のうち特定の相続人の取り分を無いものとしたり、法定相続分より減らす場合、なぜそのような分配にするのか、その理由となる事情を述べることができる**	
	・自分が遺言をすることについて、自分のこととして考えて理由を述べられる（※理由の合理性は問わない）	□
6	**なぜ遺言という方法を選択するのか、法定相続のままにしておく方法や生前贈与、養子縁組、パートナーと婚姻をする方法など、他に検討できる方法と比較して、理由を述べることができる**	
	・「他の選択肢とその結果」と「遺言とその結果」を比較した上で合理的に判断している	□
7	**現在希望している遺言内容により、それぞれの相続人・受遺者について、メリットまたはデメリットのいずれが生じることになるか及びその内容を説明できる**	
	・現在の自分の財産を把握し、その情報を運用できる	□
	・自分の推定相続人を把握し、その情報を運用できる	
	・推定相続人やその家族に対するこれまでの贈与状況や寄与分を把握し、その情報を運用できる	
	・遺言内容に関する自己と取得者（推定相続人・受遺者）の関係性を把握し、その情報を運用できる	
	・法定相続分について理解し、その情報を運用できる	
	・遺留分について理解し、その情報を運用できる【※この項目は必須ではありません】	
8	**【遺言内容を変更する場合のみ】 当初の遺言内容と比べて、それぞれの相続人について、どのようなメリットまたはデメリットが生じることになるかを説明できる**	
	・現在の自分の財産を把握し、その情報を運用できる	□
	・自分の推定相続人を把握し、その情報を運用できる	
	・遺言内容の変更に関する自分と取得者（推定相続人・受遺者）の関係性を把握し、その情報を運用できる	
	・法定相続分について理解し、その情報を運用できる	
	・遺留分について理解し、その情報を運用できる【※この項目は必須ではありません】	
9	**表明された意思が二転三転することなく、一貫している**	
	・遺言内容に関して表明された意思を複数回確認しても一貫性がある	□

※**1つでもチェックの入っていない項目がある場合**、
念のため**精査・確認**を受けていただくことをおすすめします。

遺言内容を変更しない場合（2と8を除く）【　/7】
遺言内容を変更する場合（全項目）【　/9】

〔観察所感〕　遺言者の言動や精神状態など、気になる点があれば具体的に記載してください

図 4-6　椎名・名倉式遺言能力観察式チェックリスト――質問項目
（日本意思決定支援推進機構[14]）

【引用文献】

（1）厚生労働省（2018）「認知症の人への日常生活・社会生活における意思決定支援ガイドライン」
https://www.mhlw.go.jp/file/06-Seisakujouhou-12300000（二〇一九年一一月二八日閲覧）

（2）京都地域包括ケア推進機構・認知症総合対策推進プロジェクト（2018）「京都式オレンジプラン一〇のアイメッセージ評価報告書」
https://www.kyoto-ninchisho.org/common/pdf/10ai_massage_report.pdf（二〇一九年一一月二八日閲覧）

（3）成本迅・「認知症高齢者の医療選択をサポートするシステムの開発」プロジェクト 編著（2016）『認知症の人の医療選択と意思決定支援』クリエイツかもがわ
《注》MacCAT-T（抗認知症薬）の記録用紙と評価基準は筆者（成本迅）のresearchmapの「資料公開」からダウンロード可能である。

（4）成本迅（2018）「医療等の意思決定が困難な人に対する支援の方法――老年精神医学の視点から」『実践成年後見』七二巻、七九-八五頁

（5）Kim, S. (2010) *Evaluation of capacity to consent to treatment and research.* Oxford University Press.（三村將 監修・成本迅 監訳（2015）『医療従事者のための同意能力評価の進め方・考え方』新興医学出版社）

（6）Grisso, T. & Appelbaum, P. S. (1998) *Assessing competence to consent to treatment: A guide for physicians and other health professionals.* Oxford University Press.（北村總子・北村俊則 訳（2000）『治療に同意する能力を測定する――医療・看護・介護・福祉のためのガイドライン』日本評論社）

（7）血液透析開始／継続の同意能力判定用MacCAT-T「記録用紙」と「説明と採点基準」
http://www.shouji-naika.com/siryou.html（二〇一九年一一月二八日閲覧）

（8）加藤佑佳・松岡照之・小川真由・谷口将吾・藤本宏・占部美恵・柴田敬祐・中村佳永子・江口洋子・飯干紀代子・小海宏之・仲秋秀太郎・三村將・福居顯二・成本迅（2013）「認知機能障害により医療行為における同意能力が問題となった二例――MacCAT-Tを用いた医療同意能力の評価について」『老年精神医学雑誌』二四巻、九二八-九三六頁

（9）成本迅・藤田卓仙・小賀野晶一 編著（2018）『認知症と医療（公私で支える高齢者の地域生活・第二巻）』勁草書房

（10）加藤佑佳・松田万祐理・澤田親男・原田倫治・山田美和・加嶋晶子・柏由紀子・細井哲・横田勲・手良向聡・成本迅（2018）「高齢統合失調症患者を対象とした抗精神病薬と脂質異常症治療薬に関する医療同意能力の比較およびデシジョン・エイドによる介入の試み――MacArthur Competence Assessment Tool for Treatmentを用いて」『精神医学』六〇巻、七

五‐八三頁
(11) 齋藤佑樹・友利幸之介・東登志夫（2013）「作業選択意思決定支援ソフト（ＡＤＯＣ）を用いた認知症クライエントと作業療法士の意思決定の共有と協働」『作業療法』三二巻、五五‐六三頁
(12) 日本意思決定支援推進機構「医療現場における意思決定支援ガイド」
https://www.dmsoj.com/downloadinfo よりダウンロード可
(13) 意思決定支援機構 監修／成本迅・ＣＯＬＴＥＭプロジェクト 編著（2017）『実践！認知症の人にやさしい金融ガイド――多職種連携から高齢者への対応を学ぶ』クリエイツかもがわ
(14) 日本意思決定支援推進機構「椎名・名倉式遺言能力観察式チェックリスト」
https://www.dmsoj.com/downloadinfo よりダウンロード可
(15) 日本意思決定支援推進機構 監修（2019）『必携！認知症の人にやさしいマンションガイド――多職種連携からみる高齢者の理解とコミュニケーション』クリエイツかもがわ

第5章 語られないことから認知症の人々を理解する

【緑川　晶】

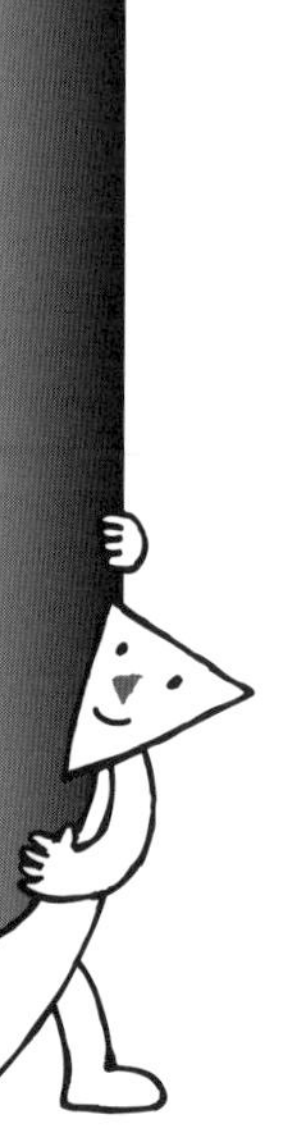

1 はじめに

私たちには、自分に近い集団とそうではない集団とを分け、自分と近い集団はまとまり、自分とは異なる集団を排除したり避けたりする性質があります。自分に近い集団としては、自分と同じ人種や国籍のこともあれば、自分と同じ郷里や出身校のようなこともあるでしょう。そして、自分に近い集団には「うち」あるいは「こちら」の感覚が芽生え、そこに属さない人々は「あちら」となり、「こちら」と「あちら」の間に見えない線を引き、そこに分断も生じます。このような線引きが、障害者との間で生じれば、障害者差別として現れます。認知症もまた例外ではありません。

たとえば一五年ほど前ですが、ある地方を訪れた際に聞いたのは、家族が認知症と知られるのを恥じて、座敷牢《ろう》に閉じ込めることがあるとのことでした。最近になって認知症の研究者でもあった長谷川和夫さんやその

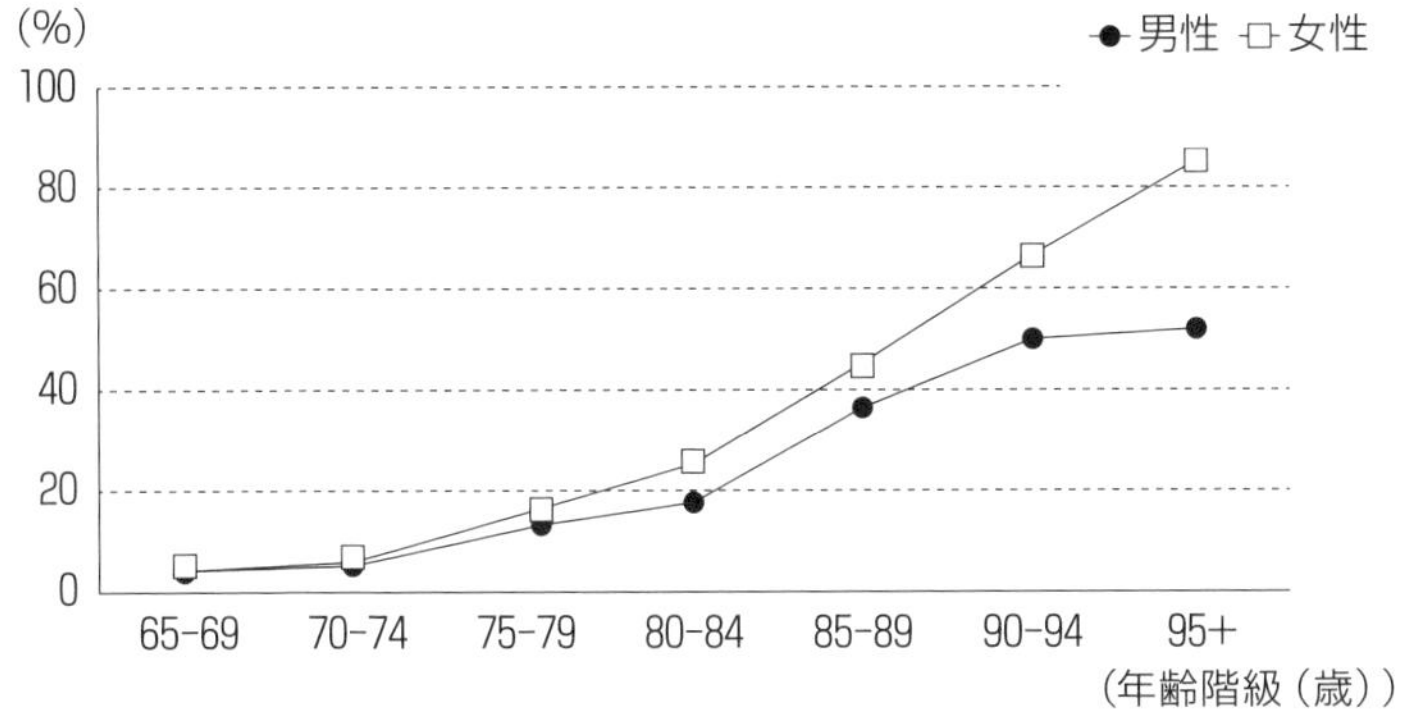

図5-1　年齢階級別の認知症有病率（朝田[1]を著者一部改変）

家族が、自らが認知症であることを公表して、外部の方々とのやり取りの様子をテレビ番組で公開することがありましたが、そこまで認知症であることを本人や家族が公表することはまれで、今でも芸能人や政治家が一線を退いた後は、風の便りで認知症だったと伝え聞くくらいです。

認知症は、精神科の診断基準のテキストで、神経認知障害群(neurocognitive disorders)と呼ばれるように「障害」に含まれることに間違いありません。それでも私たちの感覚としては、認知症＝障害者とはなりにくいようです。それはなぜでしょうか。

認知症が他の障害者と大きく異なる点は、障害者の多くは、先天的であったり、不慮の事故や病気で障害となったりするために、私たちとの間で連続性を感じることはありませんが（本当はいつ事故に遭って障害となるか分かりませんし、病気になって障害となることだってあり得ますが、私たちの持つバイアスのため、そのことは感じにくくなっています）、認知症とそうでない人の間の線引きは永続的なものではなく、誰でもいつかは一線を越える可能性があるという点です。

図5-1は、年齢とともに認知症となる比率（有病率）を表しています[1]。認知症となる比率は年齢に比例し、九〇歳になるとおよそ半数の人が認知症となる可能性があるということです。ここから分か

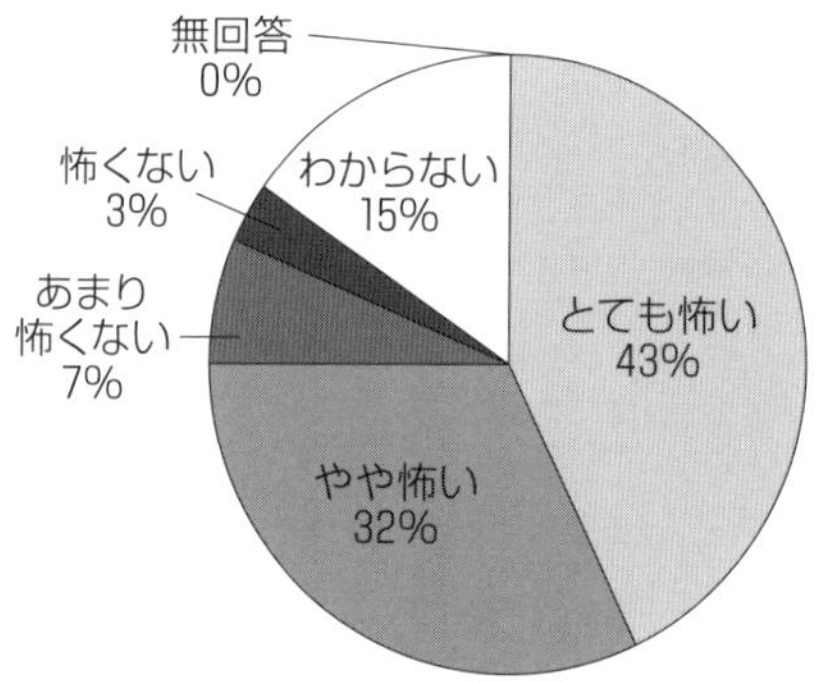

図 5-2 「自分自身が認知症になること」に対する回答結果
（埼玉県[2]を著者一部改変）

るように、長生きをすれば誰もが認知症となる可能性があるとも言えます。極論すれば、認知症になって死ぬか、認知症になる前に死ぬかの違いかもしれません。

2 認知症は怖いか

図5-2は、埼玉県で二〇一六（平成二八）年度に実施された一八歳以上の三〇〇〇名を対象とした世論調査の結果ですが、[2]自分自身が認知症になることに対するイメージを聞いたところ、全体の七〇%以上の人が、「とても怖い」や「やや怖い」と回答していました。このように多くの人が認知症となることを恐れているようです。なぜ認知症は恐ろしいと感じるのでしょうか。

過去に小説やドラマや映画にもなった有吉佐和子の小説『恍惚《こうこつ》の人』では、徘徊《はいかい》や弄便《ろうべん》（自分の大便をもてあそぶという意味です）などの認知症の人のおどろおどろしさが描かれていました。介護者側の視点はありましたが、残念ながら認知症の本人の内面の世界は描かれていませんでした。なぜそのような行動をするのか、という認知症の人々の視点が盛り込まれていたら、もう少し社会にも異なった影響を与えていたかもしれません。そこにはある種の死への恐怖にも似たような感覚があるように思われます。死後の世界が不可知であるように、認知症の人々の世界も不可知であり、そのために恐れているのかもしれません。

これらが背景となっているためか、多くの人々は認知症になることを恐れ、認知症にならないように努め、そして家族が認知症となったことに対して受け止めがたい気持ちになってしまいます。

認知症の方々の内的世界が不可知である理由の一つは、医療が発展した今日でもアルツハイマー病などの認知症を治すことはできず、発症前の状態に戻ってくることが難しいため、認知症となった人々の心のなかで何が生じているかを知ることができないためです。最近では、認知症と診断された人々の手記が発行され、認知症の人々の視点が紹介されていますが、それでも軽度の方々に限られています。筆を執ることができなくなった人々や、発言ができなくなった人々の内的な世界は未知です。しかし心がなくなったわけではありません。その証拠に、介護する家族の方々の接し方によっては、認知症の方々が良い生活を送っているからです。

3　認知症と病識

読者のみなさんは、体調を悪くした場合はどうしますか。おそらくご自身で医療機関を訪れ、医者やスタッフに自分の状態を訴え、診断や治療をしてもらうのではないでしょうか。認知症の人々の多くは、自分から受診することはまれで、多くは家族に付き添われて（また、その意に反して）医療機関を訪れます。単独での受診か否かは、認知症の判断の根拠となっているほどです。

自分の意思で受診に結びつくことが難しい理由の一つに、認知症になる前から、自分の状態が気づきにくくなることが挙げられます。たとえば認知症の典型的な症状である物忘れを例に取ると、本来であれば自分の物忘れが気になるので、自ら病院を受診するようになるかと思われるでしょう。そのような方々もいますが、多くの方々は自分の記憶の問題について気づきにくくなっています。自分が病気であることに気づいている状態が病識であり、病識のないこのような状態を「病識の欠如」、あるいは「病態失認」と呼んだりし、認知症の症状の一つと見なされています。すなわち、物忘れとしての認知症を発症する前から、認知症はすでに始まっているとも言えます。

このような理由により、認知症の人々が自ら医療機関を訪れることが難しくなっています。ただし気をつけなくてはならないのは、本人が認識しにくくなっているとしても、まったく分かっていないのではなく、本人に違和感はありますし、口頭での確認以外の方法であれば、自身の状態を表現することもできたりします。診察場面などで本人の前で本人の問題点を家族が指摘することがありますが、本人を傷つけることになりますので注意が必要です。目を離した隙に迷子になってしまう場合を除いて、家族は、本人から離れた場でふだんの様子を話したほうがよいでしょう。

4　認知症のスクリーニング検査

認知症の人々が自身の状態を訴えることが難しいとすると、どのようにしてその状態を把握するのでしょうか。認知症の評価には脳画像や全身状態の把握のほかに、家族への聞き取り、そして本人に対する神経心理学的検査が重要となります。神経心理学的検査とは、心理検査の一つですが、主に脳の働きを測定することを目的とした検査になります。神経心理学的検査にはさまざまな種類がありますが、多くの医療機関では「スクリーニング検査」が主要な道具となります。スクリーニング検査とは、認知症か否かをスクリーニング（ふるい分け）するためのものであり、多くの認知症の人々が苦手とする課題から構成され、かつ忙しい臨床場面でも短時間で実施できるような課題で構成されています。

たとえば世界で最も使われているスクリーニング検査の一つである「ミニメンタルステート検査（ＭＭＳＥ、精神状態短時間検査）」は、記憶や言語など複数の項目から構成され三〇点満点で結果が示されます。ただ、一般的な知能検査は易しい問題から難しい問題まで、満点を取ることができないように数多くの問題で構成されていますが、スクリーニング検査では、一般的な成人では満点を取ることができるように設定されています。それでも年を取ると日付を間違えたり、言われたことをど忘れしたりすることもありますので、そのような年相応に生じる誤りと、認知症によって生じる誤りが判別できるように境界の点数が設定されています。そのような境界となる点数をカットオフ値と言います。「ＭＭＳＥ」では、二三点と二四点との間に境界が設けられていることが多く、二三点以下だと認知症の疑いが持たれるというものです。「ＭＭＳＥ」以外のスクリーニング検査の多くでカットオフ値が設定されており、対象者が認知症なのか否かを判別することに役立てられています。

カットオフ値は、生体がある病気に罹患している、あるいは病気に罹患していない、を判断するときに用いられる数値で、近年では、コロナウイルスの陽性／陰性の判断にも用いられていました。抗体など生物学的な指標を用いたカットオフ値による区別は数値として判断しやすいものですが、それでも偽陽性（病気でないのに陽性）や偽陰性（病気なのに陰性）が出てしまいます。アルツハイマー病の場合にはこれ以外にもやっかいな問題が含まれています。アルツハイマー病を確定することは実は容易ではなく、最終的な診断には亡くなった後、脳を取り出して顕微鏡で調べるといった病理学的な確認の作業が必要です。そのため、生前の臨床的な症状からは別な病気と思われていたけれど、死後に調べたところアルツハイマー病が判明したり、逆に生前はアルツハイマー病と考えられていた患者が死後に別な病気であることが判明したりしました。脳脊髄液や放射線を用いて脳のなかの原因物質の蓄積の程度などの解析手法が発展することで、近年では無症状からアルツハイマー病まで連続したもの（スペクトラムとも呼ばれています）として捉えられるようにもなり、脳のなかの状態と実際の症状との関連がますます重要になってきました。このように科学技術の発展が、診断精度の向上に寄与し、診断基準に含まれるようになってきましたが、神経心理学的検査はいまだに中核的な役割を担っていますし、認知症か否かの判断のよりどころとなっています。

5 スクリーニング検査の役割

病気の診断の最大のメリットは、治療につなげられるということです。診断することで、その診断結果に対応した治療法が適応できるからです。その端的な例が遺伝子検査です。肺がんなどでは、特定の遺伝子変異に対応した治療法が見いだされています。認知症でも一部の疾患では原因となる遺伝子の変異が特定されていますが、残念ながら治療にはまだ結びついていません。ただ病態の理解や予後の予測、家族へ説明などに役立てられています。しかし認知症の多くは原因となる遺伝子まで特定されることはありませんし、また、たとえ遺伝子変異が確認されたとしても、臨床症状には幅があるため、いずれにしても神経心理学的検査による認知機能の状態の把握は重要な役割を担っています。なぜ神経心理学的検査を通じて認知症と診断したりするのでしょうか。

一つは、私たちの認知的なクセが影響しているでしょう。私たちには曖昧な状態は避ける傾向があり、分けることで「分かったつもり」になります。そこに明確な境界を設けてくれるスクリーニング検査のカットオフ値はとても便利なもので、判断にお墨付きも与えられた感覚にもなります。しかし統計を理解するとカットオフ値は万能ではないことが分かります。たとえば感度八八%、特異度八三%というカットオフ値であればカットオフ値を下回ったとしても一七%は認知症ではない可能性がありますし、カットオフ値を上回ったとしても一二%は認知症である可能性が残されているということです。このことを頭では理解していても、往々にして私たちはカットオフ値の向こう側は認知症ということでラベリングをしてしまいます。

カットオフ値が万能ではないのは統計的な特性だけではありません。カットオフ値はスクリーニング検査という物差しにおける基準ですが、そもそもスクリーニング検査ごとに測ろうとしている対象が異なったり、物差し自体が研究によって異なっていたりします。たとえば簡易前頭葉機能評価バッテリー「FAB（frontal assessment battery）」というスクリーニング検査は、前頭葉機能を調べることを目的としている検査ですが、そこには覚える要素は含まれていませんし、日本で開発された「改訂長谷川式簡易知能評価スケール（Hasegawa's Dementia Scale Revised：HDS-R）」は記憶の要素とともに前頭葉機能の要素も含まれています。さきほどの「MMSE」は記憶の要素とともに言語や視空間機能についても含まれています。このような事情もあるため、一つの検査でカットオフ値を超える（下回る）こともあれば、別な検査ではカットオフ値を超えない（上回る）こともあります。また、同じ検査でも研究によってカットオフ値が異なることがあります。

6　カットオフ値の向こう

カットオフ値を超えると認知症と判断されることが多いと述べましたが、どのような状態なのでしょうか。**図5-3**は、六〇代前半で認知症を発症したAさんが「MMSE」の書字課題（「文を書いて下さい」と教示します）を実施したときに書いてくれたものです。「MMSE」の得点は一〇点で、カットオフ値を大きく下

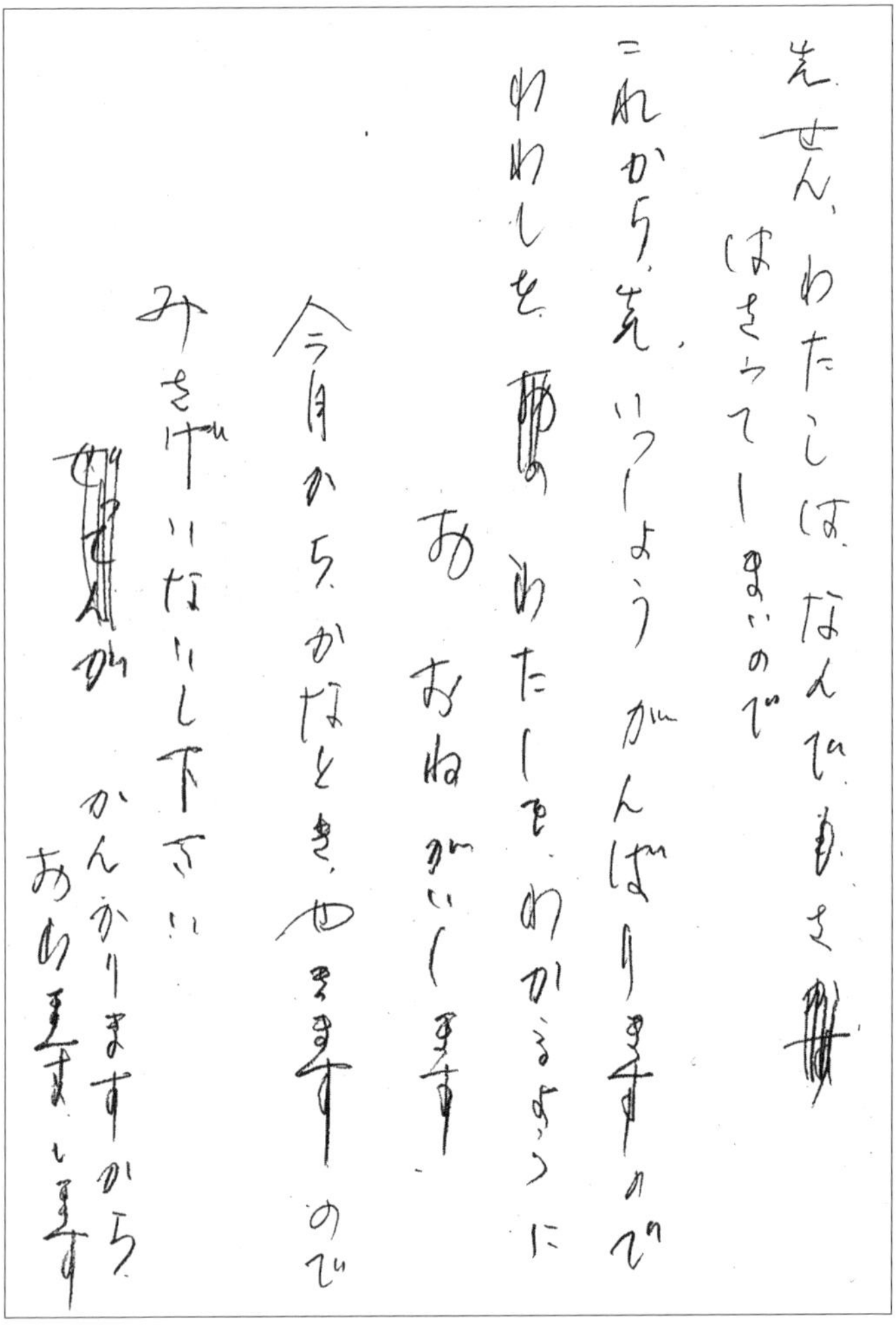

先せん、わたしはなんにもさ
はきらてしまいので
これから、先せいつしょうがんばりますので
わわしを わたしをわかるように
おおねがいします
今月からちかなとき、ゆますので
みきけいないし下さい!!
かんかりますから
おおますします

図 5-3　認知症の人の書字による表現

回っています。検査では、遅延再生（少し前に示された単語を思い出す課題）や見当識（検査をしている場所や日時などを思い出す課題）などでも困難を示していましたし、一〇点という数値は、認知症が進んでいることを印象づけるものです。しかし、その内面に目を向けてみると、ここに書き表されているように、その得点からは推し量れないほど内面が豊かで苦難に満ちあふれた様子が読み取れます。

また、医師のBさんは息子とともに開業していましたが、一年ほど前から診察をすっぽかすようになり、それを心配したご家族が病院に連れてこられました。しかし、服薬を開始したところ状態が安定し、当時を振り返ることも可能で、「あのときは訳の分からない状態だったが、迷惑をかけまいと必死だった」と述懐することがありました。

このようにカットオフ値を超え、たとえ認知症と診断されたとしても、そこには表出することは難しいかもしれませんが、それぞれの心の世界が広がっていることが分かります。カットオフ値は、あくまでも物差しの一つであり、認知症とラベリングするためには、たしかに便利なものではありますが、個々の世界が広がっていることを忘れてはいけません。

7　神経心理学的検査で分かること

神経心理学的検査は、脳の働きを測定する心理検査や心理実験で、一般的な人であれば、ある程度はできた手応えを感じることができるようになっていますが、認知症が進んだ方を対象とした場合には、残念ながらできないことばかりをすることになってしまいます。みなさんは、自分よりも若い心理師を前にして、自分ができないことをさせられる場面を想像できるでしょうか。おそらく誰しもが嫌だと感じるでしょうし、できることならその場から逃げ出したいと思うのではないでしょうか。多くの方々は、検査者に合わせてくれますが、認知症を疑われて病院で検査を受ける多くの方々は、心地よくない思いで検査を受けていることと思います。特に症状が進んだ方の場合、もうできないことが分かっているのに、なんで改めて検査をしなくてはならないのかという思いもあるかもしれません。本当に、神経心理学的検査は、本人へのメリットはないのでしょうか。それに対する回答の一つが、「できること」を探すことになります。

たとえば、言葉を使った検査は苦手になっているかもしれませんが、言葉以外の、見たり組み立てたりする検査はできることがあったりします。逆に見ることは難しくなっていても、言葉を操る巧みさは確認できることがあったりします。これまでのように、スクリーニング検査のカットオフ値だけに注目してしまうと、そのようなできることが見逃されてしまうことになりますが、一般的な神経心理学的検査は、見る、覚える、話す、考える、組み立てる、など多くの検査項目で構成されているので、得意な点を見いだすことも容易です。ただ、スクリーニング検査でも、できることを探す態度で臨めば見つけられるものです。患者のふだんの振る舞いや、家族からの話なども、できることを知る貴重な情報源となります。このようにして、できることに目を向けることが、私たちの側でとても大切なことになります。

みなさんもできることを実感したり、それを認めてもらったりすることが、どんなにうれしいか想像できるかと思いますが、これは子どもから大人まで一緒です。認知症の人々も同じ思いですが、それがうまく表現できない状態です。ただ認知症の人々で異なるのが、その多くは高齢で、それまでの社会的な経験もあれば相応の役割もあります。そのため人によっては、若い人に褒められたりしても、かえってばかにされたように思う方もいます。高齢の方には高齢の方なりの認められ方があります。

8　できることを見いだす

認知症は、「獲得した複数の認知・精神機能が、意識障害によらないで日常生活や社会生活に支障をきたすほどに持続的に障害された状態」(3)と定義されているように、それまで、できたことができなくなることです。そのため、認知症か否かを見極めるための検査も、この障害された状態を捉えることに焦点が当てられています。一方で、認知症となっても、まだできることはありますし、認知症になってから、新しくできるようになってくることもあります。このことは、認知症を医学的に診断する場合には、これらはそれほど重要ではないかもしれませんが、認知症の当事者やその家族からすると大きな意味を持っています。

できることが分かると、どのような点がいいのでしょうか。それは、できることが分かると本人にとっても自信につながりますが、このような本人への直接的なメリットだけではなく、家族への変化が起き、それによる間接的な効果も期待できます。

次に紹介するＣさんは六〇代の女性で、最初は言葉が出てこないということで、旦那さんに連れられて病院を受診しました。原因が分からないため、いくつかの病院を経て、筆者が所属する病院を訪れましたが、私がお会いしたときには、ほとんど言葉を発することがなく、検査をしても検査にならないほど進行した状態でした。

最初は私も手をこまねいていました。把握反射が強く、手を握ったら離そうとしません。把握反射とは原始反射とも呼ばれ、誰でも赤ちゃんの頃は備わっていた能力で、手に何か触れるとそれを反射的に握り、離そうとしない行動です。おそらく原始的な人類に長い体毛があった頃、お母さんから落ちないように反射的に体毛

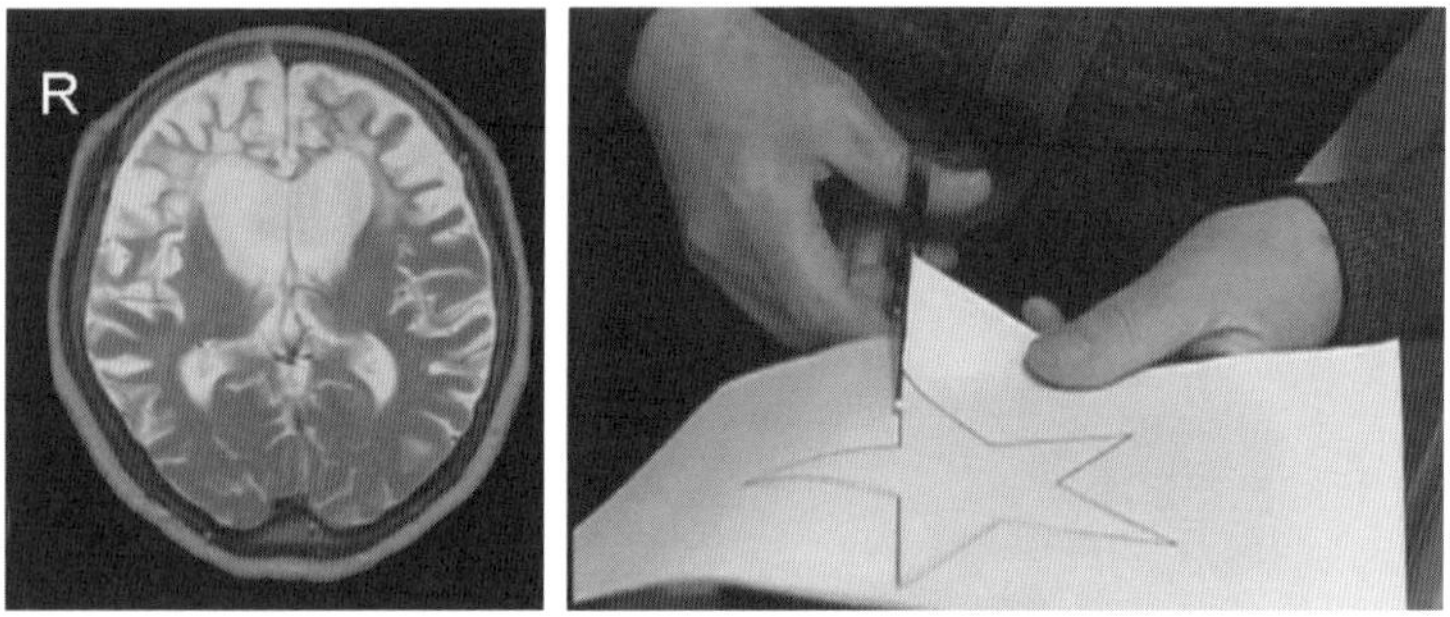

A　　　　　　　　B

図5-4　Cさんの脳画像（A）とハサミの使用場面（B）
（Midorikawa & Kawamura[4]を著者一部改変）

を握っていたときの名残とされています。この反射は成長するに従って消失しますが、実は消えたわけではありません。脳が発達することで、握る反応が（前頭葉の機能によって）封じ込められていただけでした。それが脳の病気によって封じ込めていた機能が失われ、成長の過程でみられなくなったより原始的な機能が再度出現したと考えられます。このように脳の機能は過去の系統的な発達と個人の発達の積み重ねによって営まれ、脳の障害によって、人類や個人の過去の遺産が露見することがあります。

Cさんは、このような状態になるほど、脳が萎縮し、機能の低下が生じている状態でした（**図5-4・A**）。ただ、不思議なことに、彼女の手が物に触れたときには、それを弄《もてあそ》ぶようにも感じられました。体全体の動作としては自発性が失われているようでしたが、手には主体性が残されているようにも感じられました。そこで、近くにあったハサミを手渡すと、把握反射は見られずちゃんとハサミを使うときの指づかいをしました。

そこで私は好奇心から、星形に印刷した紙を手渡してみました。するとどうでしょうか。とても丁寧に（丁寧すぎると言っても過言ではありませんが）、星形を切り抜いてくれました[4]（**図5-4・B**）。これには驚かされましたが、驚いたのは私だけではありませんでした。近くで見ていた旦那さんも驚かれたようでした。後になって聞いた話ですが、このときの「まだできることがある」という気づきが、その後の介護にもつながったと話してくれました。

認知症が進むと、家族は「もっと良くなってほしい」、あるいは「なんでこんなこともできないのだろう」という思いに駆られることがあります。しかし現代医療には限界があり、認知症を治すことは難しく、また疾患の特性もあり、できないことは徐々に増えていきます。そのような状態でも「できること」に気づくことによって、同じ状態を違った角度からみることができるようになります。心理学では、リフレーミングとも呼ばれているもので、同じ状態であってもその見方（認知の方法）を変えることによって、それに伴った感情や態度も変わるというものです。

できることを見いだすということは、このようなリフレーミングを促すことにもつながります。

9　できることの見つけ方

A　家族は知っている

家族によっては、すでに本人のことをよく理解し、本人が苦手なことや、本人が喜ぶことをよく知っていることがあります。心理師としては、それをくみ取り、心理学的な知見につなげることが役割となります。Dさんの奥さんはそのような方でした。

Dさんは、発症時六〇代の男性で、初期の頃は写真や線画などの見づらさを訴えていましたが、徐々に単独での歩行なども難しくなりました。歩くときはあたかも見えていないように周囲には映りました。神経心理学的検査を行うと、言語的な能力に比較して視覚的な能力で大幅な低下が認められました。たしかに、Dさんは見ることは極端に難しくなりましたが、発症後から習い始めた詩吟は（譜面は見ることができないので、耳から覚えていましたが）毎年のように昇段していました。また、病院での振る舞いからは想像できませんでしたが、家族の話では自転車に乗ったり、卓球を楽しんだりすることができるとのことでした。神経心理学的検査からはすぐには信じられませんでしたが、検査室でも制止したボールを無視する一方で、動く（投げられた）ボールを見事にキャッチする姿が確認されました。[5] この方の病態は後方皮質萎縮症（posterior cortical atrophy：ＰＣＡ）と呼ばれ、脳の後方の機能である視覚認知や行為の障害を最初の症状として、徐々に進行します。しかし家族は、言語能力が保たれていることや歌唱能力が長けていることを見抜いていましたし、引き続き、卓球や自転車に乗るなど、できることを尊重していました。おそらくできないことを憂えるのではなく、できることをさせることが、その後も引き続き安定した姿に結びついたのかと思います。また、認知症では聴覚過敏や視覚過敏になることがありますが、家族はそのことを見極めたうえで、小さな子どもたちがいる部屋から離れた部屋を居室とすることで、本人のイライラを低減させることにも成功しました。

これらは、家族がすでに実践していたことを心理師が聞き出すことで確認されたことです。すなわち、家族は、本人たちの理解者でありスタッフにとっての教師となり得ます。

B　論文や資料をヒントに

次に紹介するEさんは、発症時五〇代の女性で、言葉がとっさに出てこないことで異常を感じ、自ら病院を受診しました。神経心理学的検査では、言語的な能力の低下を認めましたが、日常的な生活は保たれ、車を運転して家族を実家まで連れていったり、家業の飲食店では接客をしたりもしていました。

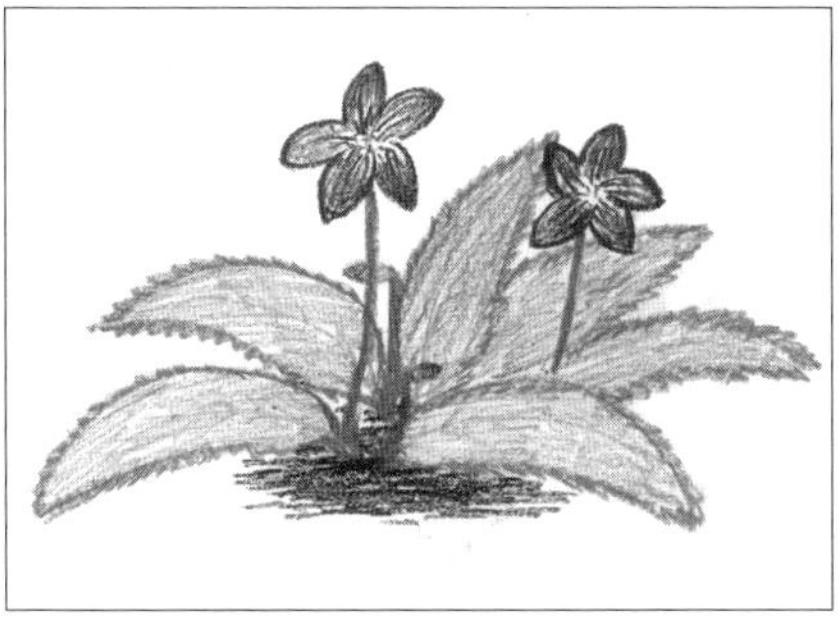

図5-5　Eさんの描画（Midorikawaら[6]）

言語的な問題の特徴は、言葉の意味が分からなくなるもので、語義失語（あるいは海外では意味性認知症）と呼ばれる状態でした。たとえば目の前のバナナは見れば分かるのですが、その名前を言うこともできませんし、「バナナ」という単語を聞いても何を指すのか分からない状態です。神経心理学的検査の多くは言語を介して行うため、能力的には保たれていても検査には限界がありました。やはりこの方でも、できることはあるでしょうし、私としてもそのことを確認したいと思いました。海外では言語障害がある認知症の患者で、発症後に絵を描いたり、それが上手になったりすることが報告されていました。そこで手もとにあったクレヨンや紙を手渡したところ、とても喜んで花や木を描いてくれました[6]（図5-5）。また絵を描くことが難しくなった後も、ジグソーパズルは喜んで対応して下さり、驚くほど速くピースを見つけられることに驚かされたものです。

海外の文献では、意味性認知症の方は、一般的な人よりもうまくジグソーパズルに対応できることが報告されています。診断は治療に結びつかないとは言いましたが、認知症のタイプが分かると、その方々に合わせた対応を見いだすことにはつながります。

C　心理師と家族との協働作業

さきほどのCさんの旦那さんは、あるときを境に、数々の日常的な発見を会うたびに教えてくれるようになりました。あるときというのは、ハサミで上手に星を切り抜くことができることを一緒に確認したときです。たとえば、「自分からは反応はしないけれど、目からの情報は認識できているようだ」、「一緒に散歩をすると、ちゃんと帰ることができるようだ」などです。これらをできる限り顕在化し、多くの人に知ってもらおうと試みました。

その動機の一つは、Cさんの脳の状態が特殊なものだったからです。Cさんは、前頭側頭型認知症と呼ばれる病態で、脳の画像を撮ると、著しく前頭葉が萎縮している様子が確認されます。そのような状態でも「何かできる」ということが純粋にすごいなと感じたからです。動機のもう一つは、Cさんの旦那さんのように、そのような状態であっても、対応の仕方によっては、長期にわたって一緒に過ごすことが可能であり、そのことを知ってほしいと思ったからです。前頭側頭型認知症の生存期間の中央値は七年から一三年と言われていますが、一八年にもわたって介護を続けられ、入院をして歩けなくなっても、寝たきりとなられても、デイサービスに通うことができていました。

Cさんの旦那さんは、もともとメモや記録を残すことを常としていた旦那さんですが、散歩の経路も記録に残して提供して下さいました。それを解析したところ、本当に自宅に帰ることができるだけではなく、一定の法則性も見いだされました。また、確かに視線情報を整理すると、見た／見ていないなどの様子を確認することもできました。

このように、できることを知ってもらったうえで、できることに目を向けてもらうことは、大切であると思いますし、実際に、旦那さんがブログ上に書いた、介護を長期にわたって実行できた理由の一つとしても、「失われていく知識や機能を憂えるのではなく、残っている正常な機能、能力を見つけ出し利用したこと」を挙げていたことからも、その大切さが伝わってきます。

10　おわりに

先に述べましたように、認知症の当事者は、病識の問題もあるため、自分からどこが悪いか述べることは難しい状態にあります。同様に、自分に何ができるのか、何をしたいのかを求めることも難しくなっています。しかしこれまでにも述べてきたように、認知症とそうではない状態との間は連続的なものであり、私たちが嫌なこと、うれしいことも認知症の人々にも共通ですし（時にはより敏感になることもあります）、このような共通であるという認識に立つことで、たとえ語ることができなくても、当事者の理解に結びつくことができるようになります。また、できないことだけではなく、できることにも目を向けることは、介護をする家族だけではなく介護をされる認知症の人々にとっても大切なことと言えます。

【付記】

本章は、二〇一八年に行われた日本心理学会の公開シンポジウム「認知症医療への心理学的貢献」にて講演し、緑川晶（二〇一九）「語られないことの理解――認知症の残存機能（特集――認知症の診断・治療と心理学の役割）」『学術の動向』二四巻五号、四四‐五一頁として掲載された論文を加筆・修正したものです。

【引用文献】

（1）朝田隆（2013）「厚生労働科学研究費補助金・認知症対策総合研究事業『都市部における認知症有病率と認知症の生活機能障害への対応』（平成二一～二四）総合研究報告書」
（2）埼玉県（2016）「平成二八年度埼玉県政世論調査結果の概要」

（3） 日本神経学会 監修（2017）『認知症疾患診療ガイドライン二〇一七』医学書院
（4） Midorikawa, A. & Kawamura, M.（2010）Does the brain prefer geometrical homogeneity? *Behavioural Neurology*, **23**, 101–105.
（5） Midorikawa, A. Nakamura, K., Nagao, T., & Kawamura, M.（2008）Residual perception of moving objects: Dissociation of moving and static objects in a case of posterior cortical atrophy. *European Neurology*, **59**, 152–158.
（6） Midorikawa, A., Fukutake, T., & Kawamura, M.（2008）Dementia and painting in patients from different cultural backgrounds. *European Neurology*, **60**, 224–229.

第6章 認知症ケアにおいて大切なこと
——老年心理学からのアプローチ

【佐藤眞一】

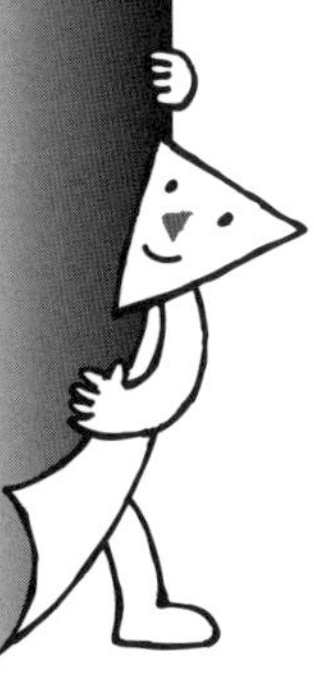

1 はじめに

近年、認知症の可能性のある人に対して早期に対応することの重要性が指摘されています。たとえば、日本神経学会による『認知症疾患診療ガイドライン二〇一七』[1]では、認知症と診断された早い段階から、認知症であることを認識しながら生活する方法を、認知症の人とその家族に伝えることがとても重要であること、そして、それは、本人とその家族の「生活の質（quality of life：ＱＯＬ）」を高めるために必要であることが示されています。なぜなら、認知症と診断されたとしても、まだ物事の認識能力や判断能力があるうちに認知症の特徴を知り、何ができて何ができなくなるかを予想しながら生活することは、最初は不安や葛藤に悩まされるかもしれませんが、実際の生活を送っていくうちに徐々に習慣化していき、結果的には生活のしにくさによって生じる苦難が抑制され、生活の質が保たれると考えられるからです。認知症の人を支える家族も、初期から認知症の人にみられる認知機能の低下とそれによって引き起こされる行動上の特性を予想しながらともに生活することで、長期にわたる認知症の人との生活をよりよいものとして維持していくことが可能になるからです。

また、二〇一五年に厚生労働省が策定し、発表した「認知症施策推進総合戦略（新オレンジプラン）」という五か年計画の具体的な方法の一つとして、認知症初期集中支援チームの設置が提案されました。認知症初期集中支援チームは、医師、看護師、社会福祉士などの複数の専門職が認知症の人やその家族への初期の支援を集中的に行い、地域に暮らすことが可能になるような第一歩を支える仕組みです。各自治体に配置することが推奨され、二〇一九年に新オレンジプランの後継として取りまとめられた「認知症施策推進大綱」では、ほぼすべての市町村で設置が完了したことが示されました[2]。認知症初期集中支援チーム設置の目的として厚生労働省は、認知症になっても本人の意思が尊重され、できる限り住み慣れた地域の良い環境で暮らし続けられることを挙げています。

このように認知症の可能性のある人や診断された人、そしてその家族には、認知症の進行を意識しながら、認知症とともによりよく人生を歩むことが必要であり、診断から治療、介護のプロセスのなかには、通常の疾患とは異なる課題がさまざまに存在していることが、学会でもそして医療政策においても示されているのです。

認知症は、血管性認知症のように生活習慣の管理によってある程度予防可能なものや特発性正常圧水頭症のように早期診断による外科的手術によって治癒が可能なものもありますが、多くは治療が困難で、アルツハイマー型認知症やレビー小体型認知症、前頭側頭型認知症など、現在のところ根本治療はほぼ不可能な病態のものが多くを占めています。

以上のような認知症治療の現状から考えると、脳機能の異常によって低下した認知機能を高める治療や低下を予防する治療は困難な場合が多いことが推察されます。そうであるならば、認知症のもう一つの診断基準である「日常生活での支障」が出にくくなるような対応方法の重要性に注目することが必要でしょう。その方法としては、住宅設備を含む生活環境の整備や日常生活支援としての介護を挙げることができますが、認知機能や感情・人格の変化によって家族などの他者とともに暮らすことが難しくなるという認知症の特性を考えれば、その心理学的課題の解決の重要性[3]に改めて注目すべきではないでしょうか。

本章では、認知症の人とその家族や周囲の人たちが互いに感じる苦しみについて、これまでに筆者が共同研究者とともに行ってきた心理学的研究成果に基づいて検討し、その解決方法や対応法の一端を示したいと思います。

2　心がすれ違う苦しみ

次に示す二つの事例から、認知症の人とその家族のコミュニケーションがすれ違う状況を検討してみたいと思います[4]。

【場面1　認知症の母親と介護する娘】

状況——認知症の母が夜中に起き出し、夕食で残った味噌汁の入った鍋を火にかけ、忘れて寝てしまった。鍋の焦げる臭いに気づいた娘が、母親を起こして問い詰める。

娘「鍋が焦げちゃったじゃないの！　火事になったらどうするの？」

母は、翌日、鍋を買いに近所の雑貨屋へ行き、帰りに迷子になり、近所の人が連れ帰った。

【場面2　認知症の祖母と介護する母とその息子】

状況――ある夜、小学生の息子が母親と認知症の祖母が寝る部屋の前を通りかかると、

母「おばあちゃん、死んじゃおうか？」

祖母「死ぬのは怖いよ。嫌だよ。」

という会話を耳にしてしまった。

息子は、母と祖母が手首をひもでつないで寝ていることを知っていた。

A　状況の分析

場面1は、火事になるのを恐れている娘と鍋を焦がしてしまったことを責められていると思い込んだ認知症の母の心がすれ違っている。

場面2は、介護に苦しむ母の独り言と、その言葉の表面だけを捉えて怖がる認知症の祖母の心がすれ違っている。

B　介護におけるケア対コントロール

場面1では、認知症の母は、娘に「鍋を焦がした」と責められていると感じています。母は、自分のやったことなのかどうかの自覚もなかったかもしれません。結局、娘の主張に屈して、翌日、焦がした鍋の代わりを買うために家を出て行き、結局、迷子になってしまいます。

一方、場面2では、介護する母が介護する苦しさに追い詰められています。祖母の介護という苦しさに気持

ちが折れてしまいそうになっている母を、この会話を聞いてしまった小学生の息子はどう感じているのでしょうか。

介護場面では、介護される側の高齢者は自立の危機にあり、人間としての対等性を前提として他者と関わろうとしても、それがかなわないことによって苦しみが生じてしまいます。このような事情は、夫婦や親子といった通常の家族関係でも同様に生じると考えられます[5]。

ウィルヘルムとパーカー[6]は、夫婦や親子などの家族関係をはじめ、恋人関係、友人関係、師弟関係、上司－部下関係など人間関係一般における親密さは、ケア（care）とコントロール（control）の二側面からの説明が可能と考えました。ケアとは、相手を心配し、世話をすることを表しており、情緒的側面にも物質的側面にも関連する概念です。子どもの養育や他者への援助を含み、温かみ、考慮、愛情、友情などを背景とする行動を意味しています。一方のコントロールは、相手に対する支配、管理、監督、制限、抑制、批判、強制、束縛、拘束などに関連する行動の背後にある心理的規制です。

介護を意味する英語のケアは、自立が脅かされている相手への心配や愛情を心理的基礎として世話をすることです。しかし、そこには同時に、相手を拘束し、束縛する行為となる可能性とそれに伴う支配や強制という心理的規制が働いてしまう可能性が併存していることを見逃してはならないでしょう。同じ行為であっても、相手がそれを愛情のある世話と認識するか、自由を奪う束縛と感じるかは、両者の関係性の質そのものを示しているのです。

社会心理学の立場から衡平理論を提唱したウォルスターら[7]は、対人関係において不均衡な関係であるということは苦痛であり、人はその苦痛を取り除くように動機づけられるということを明らかにしました。すなわち、人間関係における社会的交換という観点からみると、何らかの援助や報酬を提供された側は、その提供者との対等な関係性を保持するために対価に見合った返報を動機づけられるのです。

これを介護場面に適用してみると、介護者から「ケア」を受ける高齢者は、対等な人間関係を維持するためには、受け取った報酬に見合う対価を返報したいと動機づけられることになります。しかし、愛情や思いやりを基礎にする「ケア」に対して、その対価として認知症の高齢者が妥当な返報をすることは、一般的に困難だと認識されています。したがって、介護施設や在宅で介護を受ける高齢者の多くは、介護に伴う愛情や思いやりに対する返報がかなわず、苦痛を感じているものと推定されます。

返報が不可能な状態でいると、相手の親密さを受容することに対する抵抗感が生じます。この抵抗感を衡平理論では「心理的負債感」と呼んでいます。つまり、ギブ・アンド・テイクの対等な関係が崩れ、心理的な借りを背負ってしまった感じ、すなわち心理的負債感が高まり、親密な関係性そのものに苦痛を感じるようになるのです。

介護は愛情や思いやりを基礎とする「ケア」であるからこそ、そこに対等な人間関係を損なう危険性が潜んでいます。返報の可能性がないと感じてしまった被介護者である高齢者は、「ケア」であるはずの行為にも心理的な苦痛を感じるようになり、それを「コントロール」、つまり自分の自由を奪う支配と感じるようになってしまいます。しかもそれに抵抗することができず服従せざるを得ない状況に自らを追い込み、さまざまな感情を抑制するばかりでなく、孤独やうつ状態に陥る者もいるのです。

一方で、介護者も返報を期待できないために、介護を続けることに対する抵抗感が生じることがあります。被介護者に対する愛情や思いやりが報われないと感じながら、自分の善意を否定できずに介護に燃え尽きる者もいれば、「ケア」であったはずの行為がいつしか相手を支配し、服従させることに喜びを見いだしている自分に気づいて罪悪感にさいなまれる者、さらにはそれにも気づかず虐待に至ってしまう者さえいます。結局、介護者、被介護者ともに「ケア」を前提とした人間関係であるはずの介護が、互いが互いの束縛に抵抗できずに「コントロール」されていると感じる関係に陥ってしまう危険性が、介護場面には潜んでいるのです。

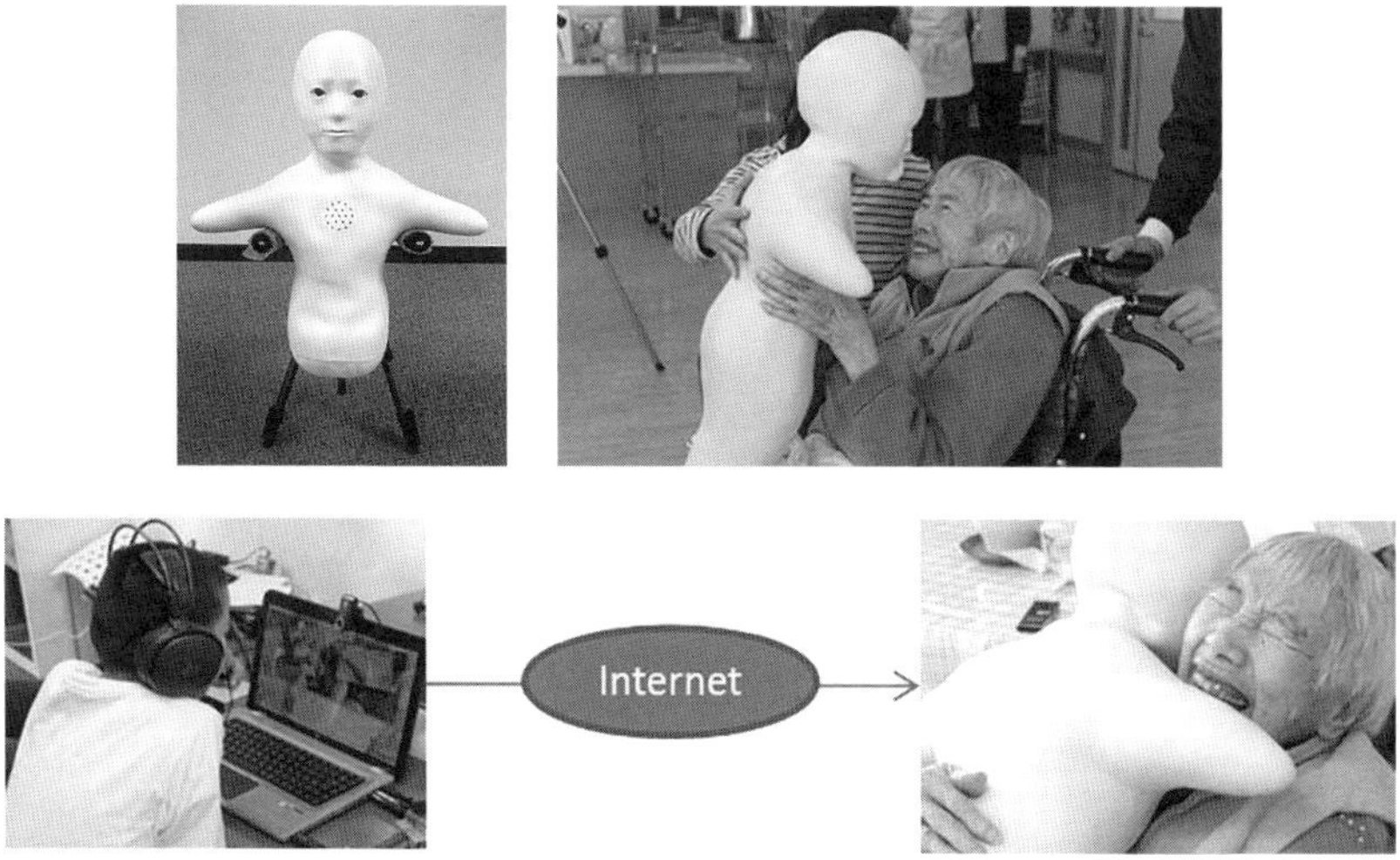

図6-1　遠隔操作ロボットを介した認知症高齢者との会話（佐藤[4]）
（ATR 国際電気通信基礎技術研究所・石黒特別研究所）

3　言葉がすれ違う苦しみ

認知症の人、特にアルツハイマー型認知症の人は、エピソード記憶の著しい低下により最近体験したことが覚えられません。したがって、最近の話題、たとえばニュースや出会った人、行った場所などについての何気ない会話をすることが困難です。この点について検討するために、私たちは認知症の人たちが暮らすグループホームで実験を行うことにしました。「テレノイド」という遠隔操作対話型ロボット（ATR石黒特別研究所作製、**図6-1**参照）を使用して、中等度のアルツハイマー型認知症高齢者と学生との対話を収集するためです。すると、当初は、学生が最近の出来事、たとえば「お昼ご飯は何を食べましたか?」とか、「先日のお正月はご自宅に帰られましたか?」などと質問しても、認知症の対象者はまったく答えることができず、会話が進まない状態でした。

しかし、こうした会話を経験した学生は、最近体験した出来事を忘れてしまう認知症の人の特徴を改めて思い出して、認知症の高齢者の若い頃や子どもの頃のことを尋ねてみました。すると、笑顔で答えが返ってくるようになりました。学生たちも高齢者の生き生きした表情を見て会話を楽しむようになり、会話に表れた話題に基づいて、たとえば高齢者が若い頃に好きで歌っていた歌を一緒に歌ってみるなど、会話を継続させる工夫をするようになったのです[8・9]。

この例のように、認知症の人の会話には健常者とは異なる特徴があります。米国精神医学会の作成した『精神疾患の診断・統計マニュアルＤＳＭ-５』[10]では、認知症（neurocognitive disorders）の認知機能の診断内容として改訂の際に新たに加えられた社会的認知（social cognition）の例として心の理論（theory of mind）が挙げられています。認知症の人のコミュニケーションでは、非言語的コミュニケーション機能の低下も認められるために、他者と対面で行う会話がいっそう困難になると考えられているのです。

認知症の人と会話をすることの難しさは、高齢者介護施設に暮らす認知症の人と介護職員の間に日常的な会話がほとんどみられないことを示す研究からも明らかです。マリドウら[11]は、高齢者福祉施設の介護職員の日常業務を分析したところ、清潔（シャワー浴）、排泄《はいせつ》、食事などの介助労働が約六〇％を占めており、その他は書類事務や介助の準備に多くの時間を費やしていて、施設利用者との会話は全業務量の一％程度にすぎないことを明らかにしました。わが国における事情も、ケアプランに従う業務優先の介護環境であるために同様なことが懸念されます。認知症の利用者との関係性を高めるための何気ない会話を増やすことは意識的な工夫がなければ難しいのです。

【日常会話式認知機能評価（ＣＡＮＤｙ）会話マニュアルの利用】

これまでに作成された認知症の早期発見のためのスクリーニング検査の多くは、被検査者の認知能力を試すテスト形式で実施されていました。スクリーニング検査は病気の有無の可能性を調べる検査なので、当然ですが、認知症の人ばかりではなく、認知症の前駆症状と言われる軽度認知障害（ＭＣＩ）の人や健常範囲の人も検査を受けることがあります。テストに正しく答えられなかったことによって落ち込むなど、被検査者がネガティブな感情を抱いている様子に多くの検査者は気づいていました。ライら[12]の研究によれば、代表的なスクリーニング検査である「ミニメンタルステート検査（ＭＭＳＥ、精神状態短時間検査）」を実施した際に受ける被検査者の苦痛を調べると、健常範囲の人では五三％が苦痛なしと答えていましたが、認知症の人では苦痛なしは三〇％にとどまっており、認知症の人の多くが「ＭＭＳＥ」を受けることで苦痛を感じているばかりか、健常範囲の人でも半数近くは苦痛を感じていることが分かりました。

一方で、被検査者のこうしたネガティブな感情を引き起こすことによる治療関係への影響を懸念して、検査を実施することに抵抗を感じる医療関係者もいます[13]。

そこで私たちは、認知機能テストをせずに、日常的な会話内容を判定することで、認知症に関連する認知機能の低下を評価する方法を開発することにしました。作成過程の詳細については他の論文[14・15・16]に示しましたが、**表6-1**に示すように、最終的に五領域一五項目から構成される「日常会話式認知機能評価（Conversational Assessment of Neurocognitive Dysfunction：ＣＡＮＤｙ）」が完成しました。

前述したように認知症の人は介護者や家族、周囲の人々と日常会話をすることがとても少ないことが明らかになったため、この開発過程で作成した「ＣＡＮＤｙ」を実施する際に参考にする会話マニュアル（http://cocolomi.net/candy/）を利用することを勧めています[9]。たとえば、すでに示したように、介護施設には、利用者と介護職員との友好な関係性を高めることよりも、利用者が自立して行うことのできない行為に対する介護業務を優先する職場、という特性があります。しかし、利用者の認知機能のレベルを調べることは業務の一環であるため、「ＣＡＮＤｙ」の測定を目的として介護職員が認知症の人と会話をする時間を持つことが業務として可能になります。介護職員が認知症の人の会話の特徴を知り、認知症の人との日常的な会話技術が向上する

表6-1　日常会話式認知機能評価（CANDy）

※評価は30分以上の会話を想定して行ってください。複数回の会話時間の合計が30分以上でも構いません。会話経験が多い場合は印象による評価も可能です。 頻度の目安 見られことがある……１～２回，もしくは注意深く聞くと気づくことがある よく見られる　　……３回以上，もしくは会話するたびに見られる，この特徴のために，会話の流れが頻繁に途切れる			全く見られない	見られることがある	よく見られる
項目番号	分類番号	評価項目			
1	1-1	会話中に同じことを繰り返し質問してくる （物忘れの有無や程度の評価）	0	1	2
2	1-2	話している相手に対する理解が曖昧である （人物の認識の評価）	0	1	2
3	1-3	どのような話をしても関心を示さない （物事への関心の評価）	0	1	2
4	2-1	会話の内容に広がりがない （思考の生産性や柔軟性の評価）	0	1	2
5	2-2	質問をしても答えられず，ごまかしたり，はぐらかしたりする （取り繕いの有無や程度の評価）	0	1	2
6	2-3	話が続かない （注意の持続力の評価）	0	1	2
7	3-1	話を早く終わらせたいような印象を受ける （会話に対する意欲の評価）	0	1	2
8	3-2	会話の内容が漠然としていて具体性がない （会話の表現力の評価）	0	1	2
9	3-3	平易な言葉に言い換えて話さないと伝わらないことがある （言葉の意味理解の評価）	0	1	2
10	4-1	話がまわりくどい （論理的に話をする力の評価）	0	1	2
11	4-2	最近の時事ニュースの話題を理解していない （社会的な出来事の記憶や関心の有無の評価）	0	1	2
12	4-3	今の時間（時刻）や日付，季節などがわかっていない （時間の流れの理解の評価）	0	1	2
13	5-1	先の予定がわからない （予定に関する記憶の評価）	0	1	2
14	5-2	会話量に比べて情報量が少ない （語彙力や言葉の検索能力の評価）	0	1	2
15	5-3	話がどんどんそれて，違う話になってしまう （話の内容を整理する力の評価）	0	1	2
合計得点（６点以上で認知症の疑い有り）					

ことで会話の意義を感じるようになり、介護の重要な業務の一つとしてのコミュニケーション量が増加して、認知症の人の孤独感の低減につながることを開発者である私たちは期待しています。

4 現実がすれ違う苦しみ

記憶障害は、認知症の中核症状であり、アルツハイマー型認知症では最も早くから現れる行動・心理症状（behavioral and psychological symptoms of dementia：BPSD）の背景要因でもあります。通常の老化に伴う記憶障害は、思い出せない、つまり想起ができない状態なのに対して、認知症の記憶障害は覚えられない、つまり記銘ができない状態と言えます。

とはいえ、認知症でも保持されている記憶を想起できない、という状態はあります。ただ、健常な人は、そのようなときに「喉まで出かかっている」（tip of the tongue）」という感覚があるのに対して、認知症の人にはそのような感覚のないことも多いようです。自分はそれを「知っているはず」と自覚することも、「思い出す」ことも、ともに脳内の海馬の働きと考えられるのですが、「知っているはず」という自覚は海馬が活動していれば生じますが、「思い出す」には海馬を特別に働かせる必要があります。ですから、健常の人でも加齢によって多少なりとも海馬の働きが弱ってくると、「喉まで出かかっている」という体験をよくします。しかし、症状が進行して海馬の機能がさらに弱っている認知症の人は、「喉まで出かかっている」状態、つまり思い出す直前の状態にまで海馬の働きを高めることができないので、健常者のように「喉まで出かかっている」のに出てこないというようなジレンマもなくなってくるようです。

また、記憶の認知モデルでは「符号化→貯蔵→検索」というように、「検索」が学習モデル（記銘→保持→想

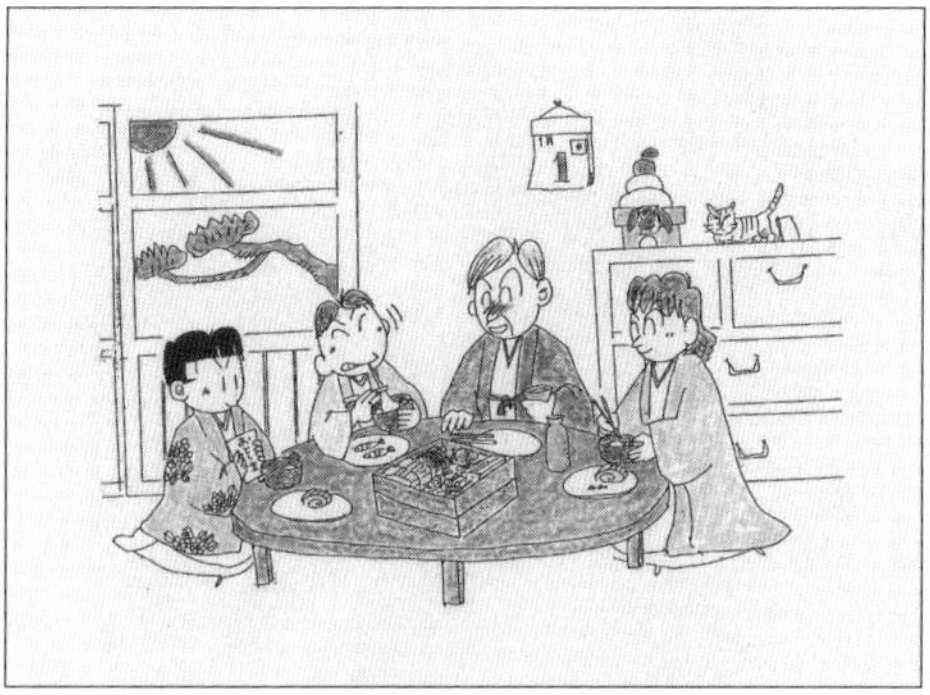

図6-2　正月の絵（佐藤[4]）

注：「これは何の絵でしょうか？」という質問に対して，認知症の進行とともに「正月」という回答ができなくなり，部分的な対象にこだわった絵の説明をするようになる。

起）の「想起」に相当しますが、認知症では、その場に合った適切な検索ができない、という問題が生じます。

通常の老化でも検索機能は低下します。そのため、検索の速度が遅くなったりして「なかなか思い出せない」ということが起こるわけですが、不適切な検索をしてしまうようなことはありません。たとえば、**図6-2**の絵を呈示して「これは何の絵でしょうか？」という質問をします。日本人の健常高齢者であれば間違いなく「お正月の絵」と答えることができます。アルツハイマー型認知症の人でも軽度であれば答えられる人も多いようです。しかし、認知症が少し進んでくると、タンスの上にいる猫に気を取られて「猫だ！」と言ったり、男の子を自分の息子と勘違いして、息子の名前を呼んだりする人がいます。これは、「この絵は何を表しているか」という問いかけに対して、適切な検索がなされていないからです。

では、なぜ適切な検索がなされないかと言えば、一つには、絵のなかの情報が多すぎるのです。認知症によって注意分割機能が低下し、多くの情報を一度に処理することができないために、猫や男の子といった、自分の興味を強く引くものにだけ意識が集中してしまうのです。

さらに、多くの情報を関連づけて抽象化することができない、ということも関係しています。一つひとつのものは、日めくりカレンダーの一月一日や鏡餅やおせち料理だと分かっても、それらがまとまってあるのは正月だという、抽象度の高い判断ができないのです。認知症のスクリーニング検査には、「野菜の名前を思いつくだけ言って下さい」というような問いがありますが、これも同様に、野菜という抽象概念に関連づけられて貯蔵（保持）されているはずのタマネギやジャガイモやトマトという個々の作物の名前を、野菜という抽象概念にアクセスして検索（想起）できるかどうかを調べているのです。

また、認知症の人には、全体を一つのまとまりとして見ることができない、という特徴もあります。私たちは、人の顔を一つのまとまりとして捉えたり、音楽を一つのまとまりとしてとらえたりすることができますが、認知症ではそれができなくなります。これを「ゲシュタルトの崩壊」とよびます。

ゲシュタルトの崩壊が起こると、絵の意味が分からなくなったり、人の顔が分からなくなったり、音楽が雑音に聞こえてしまったりします。**図6-3**は、ゲシュタルトの崩壊を調べる検査の例で、利き手に問題のない血管性認知症の人が書いたものです。左側にある抽象図形を見ながら書き写してもらうのですが、図形のまとまり、すなわち全体像を把握できないことが分かりますし、余計なものを書き加えてしまってもいます。認知症の原因疾患の違いによって異なる描き方をする傾向もありましたが、症状が進むとこの検査に正しく答えられなくなる認知症の人が増えてきます。

比較的新しく認知症と認識されるようになった疾患にレビー小体型認知症があります[17]。レビー小体型認知症は、他の認知症に比べて初期には記憶障害が目立たない、症状の悪いときと良いときという変化がある、パーキンソン病のような身体運動機能の特徴がある、自律神経機能の低下があるなど、他の認知症とは異なる症状がみられます。なかでも特徴的なのが幻視で、実際にはないものが見えたり、壁や天井の細かな模様が虫に見えて、それが動き始めたりします。レビー小体型認知症の人の幻視を私たちもバーチャル・リアリティ映像で体験することができますが、とてもリアルな幻視であることに驚くとともに、このような幻視があることでレ

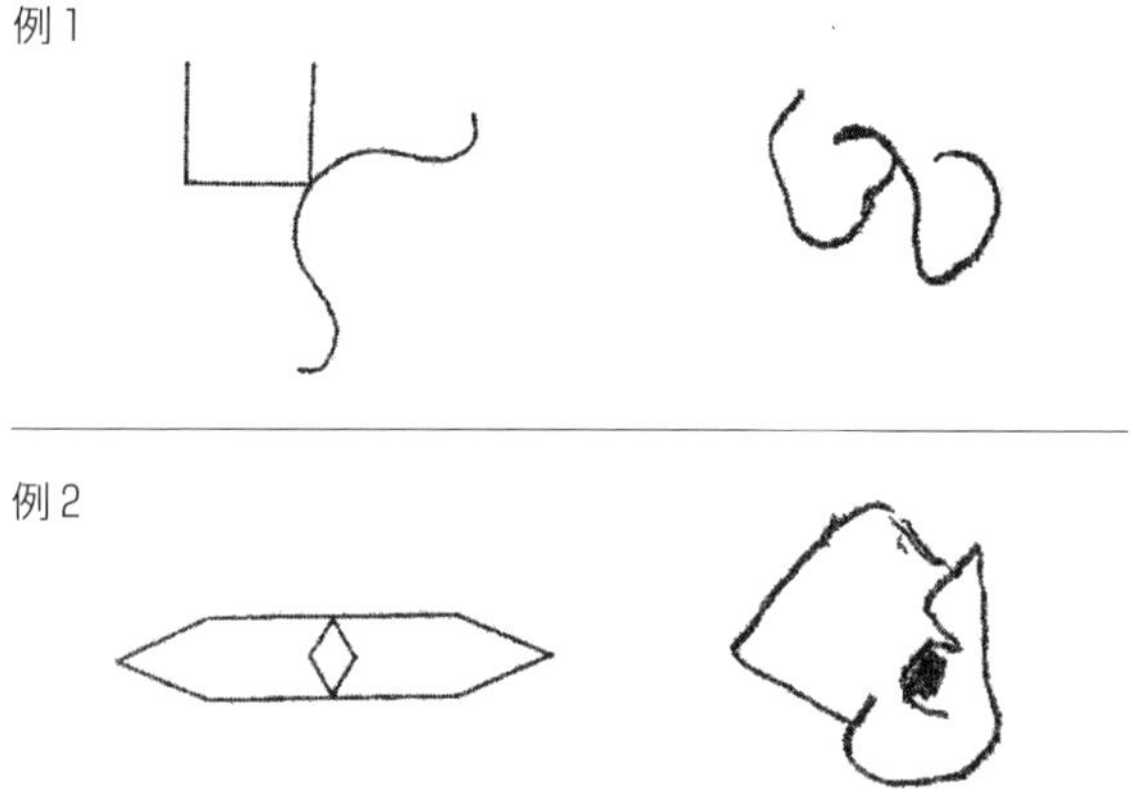

図6-3　ゲシュタルトの崩壊（佐藤④）

注：左図を見ながら模写するベンダー・ゲシュタルト・テストの例。認知症の人は，図形のまとまりを理解することができないため，うまく模写できずに右の絵のようになってしまう。

ビー小体型認知症の人はどれほどの恐怖を抱いているのかと考えてしまいます。

以上の例から、認知症の人は五官から入力された外界の情報を健常者とは異なって認知をしていることが分かります。ここでは視覚情報に関して検討してきましたが、聴覚や味覚なども認知症の人は健常者とは異なって感じている事例が多数報告されています。認知症の人とその介護者のそれぞれの現実がすれ違ってしまうことが、介護をいっそう難しくしているのです。認知症の人の現実認識の特徴を知ることの重要性が、改めて理解できたのではないでしょうか。

5　おわりに

認知症の人は現実認識が低下し、周囲の人たちとの認知的なすれ違いが増大するため、その状況に苦悩していきます。一方で、介護者も認知症の人の現実認識の状況が理解できず、対応に苦慮しています。認知症の人と介護する人の、お互いの苦しみはここに挙げた例にとどまらないのですが、そうした苦悩を低減させるためには、介護者との言語的および非言語的コミュニケーションを通じた関係性を好循環させ、認知症の人のウェルビーイング（well-being）を高めることが重要だと考えています。これまでに実施してきた事例検討と心理学的実験および調査に基づいて考えると、認知症の人とのコミュニケーションが認知症ケアの鍵を握っているのではないかと予想しています。[9]

【付記】

本章は、二〇一八年に行われた日本心理学会の公開シンポジウム「認知症医療への心理学的貢献」にて講演し、佐藤眞一（二〇一九）「認知症ケアで大切なこと——介護場面における「ケア対コントロール」と日常会話（特集——認知症の診断・治療と心理学の役割）」『学術の動向』二四巻五号、三七–四三頁として掲載された論文を加筆・修正したものです。

【引用文献】

（1）日本神経学会 監修（2017）『認知症疾患診療ガイドライン二〇一七』医学書院
（2）認知症施策推進関係閣僚会議（2019）「認知症施策推進大綱」https://www.mhlw.go.jp/content/000522832.pdf（二〇二〇年六月五日閲覧）
（3）Miller, E. & Morris, R. (1993) *The psychology and dementia*. John Wiley & Sons.（佐藤眞一 訳（2001）『痴呆の心理学入門——痴呆性高齢者を理解するためのガイドブック』中央法規出版）
（4）佐藤眞一（2012）『認知症——「不可解な行動」には理由がある（SB新書）』SBクリエイティブ
（5）佐藤眞一（2005）「老年期の家族と介護」『老年精神医学雑誌』一六巻、一四〇九–一四一八頁
（6）Wilhelm, K. A. & Parker, G. (1988) The development of a measure of intimate bonds. *Psychological Medicine*, **18**, 225–234.
（7）Walster, E., Walster, G. W., & Berscheid, E. (1978) *Equity: Theory and research*. Allyn & Bacon.
（8）Kuwamura, K., Nishio, S., & Sato, S. (2016) Can we talk through a robot as if face-to-face?: Long-term fieldwork using teleoperated robot for seniors with Alzheimer's disease. *Frontiers in Psychology*, **7**, 1066.

（9）佐藤眞一（2018）『認知症の人の心の中はどうなっているのか？（光文社新書）』光文社

（10）American Psychiatric Association（2013）*Diagnostic and statistical manual of mental disorders: DSM-5*. American Psychiatric Publishing.（日本精神神経学会 監修（2014）『DSM-5――精神疾患の分類と診断の手引』医学書院）

（11）Mallidou, A. A., Cummings, G. G., Schalm, C., & Estabrooks, C. A.（2013）Health care aides use of time in a residential long-term care unit: A time and motion study. *International Journal of Nursing Studies*, **50**, 1229-1239.

（12）Lai, J. M., Hawkins, K. A., Gross C. P., & Karlawish, J. H.（2008）Self-reported distress after cognitive testing in patients with Alzheimer's disease. *Journals of Gerontology Series A: Biological Sciences and Medical Sciences*, **63**, 855-859.

（13）Cahill, S., Clark, M., O'Connell, H., Lawlor, B., Coen, R. F., & Walsh, C.（2008）The attitudes and practices of general practitioners regarding dementia diagnosis in Ireland. *International Journal of Geriatric Psychiatry*, **23**, 663-669.

（14）大庭輝・佐藤眞一・数井裕光・新田慈子・梨谷竜也・神山晃男（2017）「日常会話式認知機能評価（Conversational Assessment of Neurocognitive Dysfunction; CANDy）の開発と信頼性・妥当性の検討」『老年精神医学雑誌』二八巻、三七九-三八八頁

（15）Oba, H., Sato, S., Kazui, H., Nitta, Y., Nashitani, T., & Kamiyama, A.（2018）Conversational assessment of cognitive dysfunction among residents living in long-term care facilities. *International Psychogeriatrics*, **30**, 87-94.

（16）佐藤眞一（2017）「日常会話形式による認知症スクリーニング法の開発と医療介護連携」『第二四回ニッセイ財団高齢社会ワークショップ研究助成成果報告』『第三〇回ニッセイ財団シンポジウム「高齢者と共に生きる」――認知症の人とその家族が安心して生活できるまちづくり』九六-九九頁

（17）小阪憲司・尾崎純郎（2012）『第二の認知症――増えるレビー小体型認知症の今』紀伊國屋書店

第Ⅲ部

認知症の保健・医療分野での心理学的貢献

第7章 認知症の早期発見と早期介入
——新しい認知症予防の考え方

【岩原昭彦】

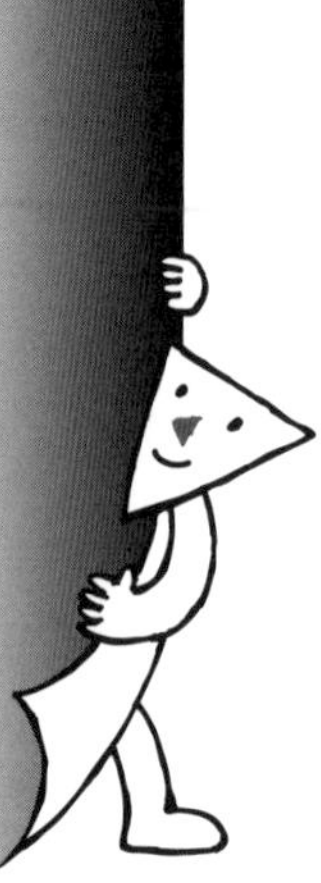

1 スーパー・エイジャー

加齢に伴い記憶力や注意力という認知機能は概して低下していきます。しかし、高齢者のなかには年を取っても若い頃と同じような認知機能を維持している人も存在します。古くは、「まれな優れた生存者（rare elite survivors）」とか「サクセスフルな認知加齢（successful cognitive aging）」という枠組みのもとで研究されていましたが、近年になって、「スーパー・エイジャー（super agers）」として研究されるようになってきました。スーパー・エイジャーとは次の三つの基準を満たす人々であると定義されています。その基準とは、

①年齢が八〇歳以上である、

②エピソード記憶課題の成績が、少なくとも五〇歳代や六〇歳代の人たちの基準値と同じ程度である、

③記憶以外の認知機能も同年代の人たちと比べても低下が認められない、

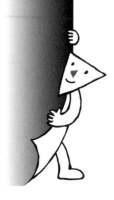

というものです[1]。

スーパー・エイジャー研究が盛んになってきた背景には認知症患者が急増している事実があります。我が国においても、二〇二〇年六月時点で総人口に占める六五歳以上の割合は二八・七％となっています[2]。さらに、二〇三八年には六五歳以上の割合は三三・六％になるという報告があり、これは日本の人口の三人に一人が高齢者ということになります。高齢者の急激な増加は、認知症などの高齢期を好発期とする精神・神経疾患に罹患する人の増加を意味しています[3]。認知症患者は二〇二五年には七〇〇万人を超え、高齢者の約五人に一人が認知症に罹患すると予測されています。その後も減少することはなく、二〇六〇年には高齢者の約三人に一人が認知症患者になると推計されています[4]。認知症の病態や診断・治療に関わる研究はこれまでにも精力的に取り組まれてきましたが、認知症はいまだに謎が多い病気で、根治できる薬も開発されていません。そのような現状では、認知症患者を早期に発見し、早期に治療する二次予防の視点だけではなく、認知症患者を減らす、つまり、認知症に罹患しないようにする一次予防の視点も重要になります。スーパー・エイジャーが出現するメカニズムが解明できれば、認知機能の健康状態を維持した高齢者を増やすことができると考えられているのです。

スーパー・エイジャーを包括的に理解することを目指して、神経心理学的検査や脳画像を用いた研究が多数行われてきました。ロガルスキ（Rogalski, E.）のグループが、スーパー・エイジャーを同世代の高齢者や中年者と比較したところ、スーパー・エイジャーの記憶課題に対する成績は、同世代の高齢者よりも高く、中年者と同じくらいでした（**図7-1**参照）。また、スーパー・エイジャーの脳には萎縮が認められないだけでなく、前帯状皮質が厚くなっていることも明らかにされました[5]（**図7-2**参照）。前帯状皮質は、他者の意図や信念を想像したり喜びや悲しみを感じたりすることに関わる脳部位です。この前帯状皮質の厚みにスーパー・エイジャーの特異性が見いだされたことは大きな発見でした。というのも、認知機能を高く維持している高齢者

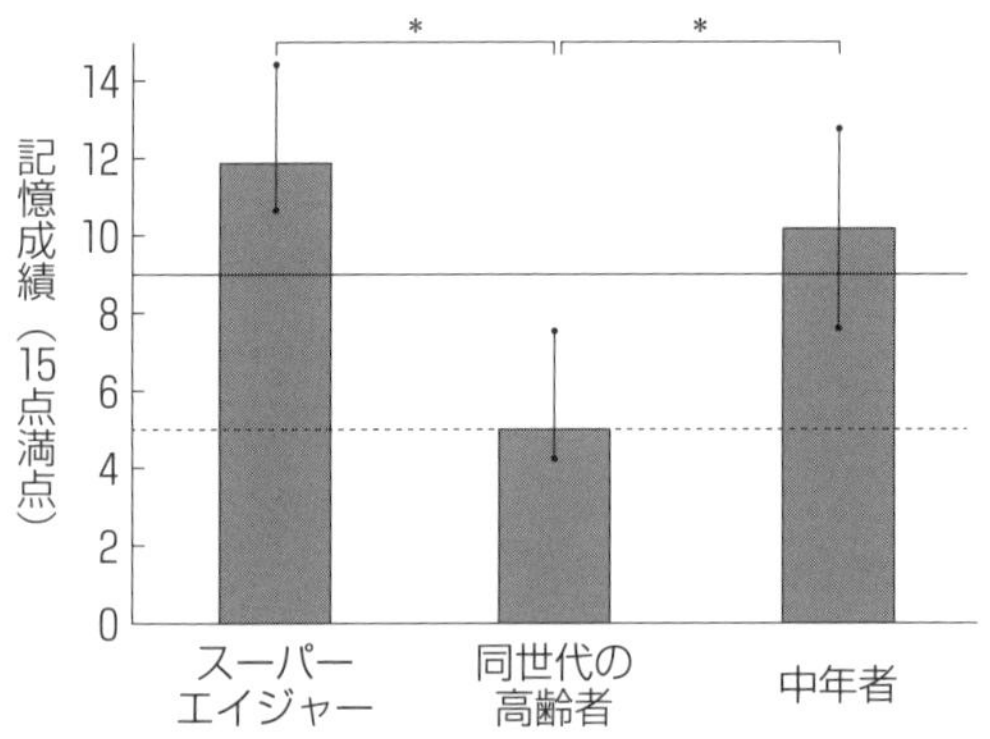

図 7-1　各群の対象者における記憶課題の成績（Harrison ら[5]を著者一部改変）

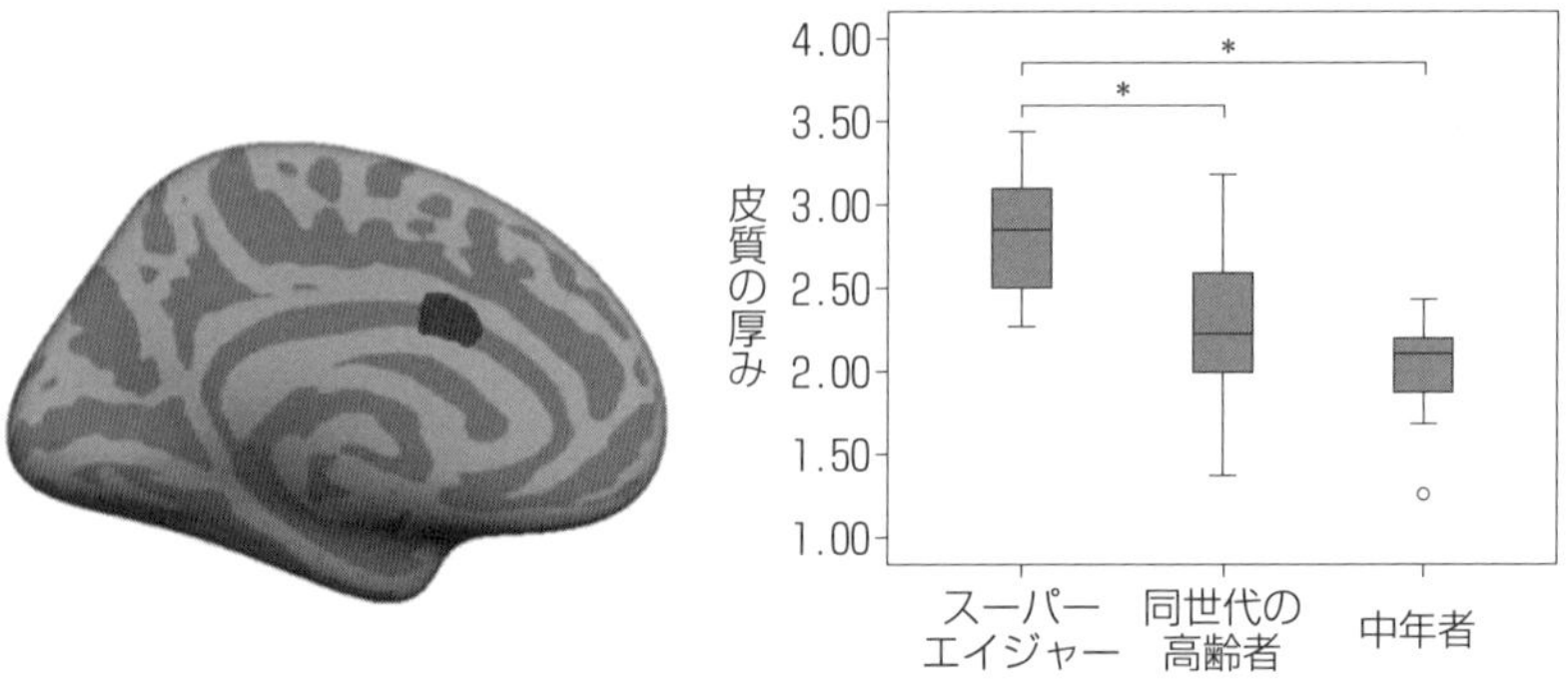

A. 前帯状皮質　　B. 前帯状皮質の厚み

図 7-2　各群の対象者における前帯状皮質の厚み（Harrison ら[5]を著者一部改変）

は、教育歴が高く、複雑な仕事（知的な作業や対人交流を必要とする仕事）に従事してきた人たちに多いと考えられていたからです。実際、一二人のスーパー・エイジャーのうち、大学を卒業したのは四人しかいませんでした。教育歴以外の要因が関与して、スーパー・エイジャーは認知機能を高く維持できていたと推察されます。ロガルスキらのグループは、スーパー・エイジャーが同世代の健康な高齢者よりもポジティブな社会的関係を構築していることを報告しています。前帯状皮質が厚いこととポジティブな社会的関係が構築されることには関連があることが知られていますので、スーパー・エイジャーは、情緒豊かで親密な対人関係を通して認知機能を維持してきたと考えられています。

以下では、高齢期において、認知機能の個人差が拡大するメカニズムに関わる作業仮説をいくつか紹介します。それらの作業仮説を踏まえた上で、高齢者が認知機能を維持し、ひいてはＱＯＬ（quality of life）を向上させるためにはどうすればいいのかについて考えてみたいと思います。

2　「認知の予備力」仮説

認知の予備力は、脳損傷患者や神経病理学的な徴候を示す患者に認められる認知機能の個人差を説明するために提唱された仮説です。アルツハイマー病に関連する神経病理学的な徴候（アミロイドβの沈着や神経原線維変化）があっても、かなりの数の人が認知症の症状を示さなかったのは、知的活動に従事することで認知機能の蓄えが脳内にできたからだと考えられています[6]。たとえば、スカーミース（Scarmeas, N.）らは、一〇〇〇名以上の高齢者を対象として余暇活動と認知機能との関連性を七年間の縦断研究から検討しています。知的活動（新聞や雑誌を読む、トランプやカードゲームをする）や社会的活動（友人や親戚を訪ねる）、身体的活動（ウォーキングやトレーニング）に従事する頻度が高い高齢者では、数年後に認知症を発症する確率が一二％減少すること、認知症を発症しても症状が進行する確率が三八％程度軽減することを示しています[7]。このような疫学研究で得られた数多くの証拠が示していることは、教育歴や複雑な仕事への従事だけでなく、余暇や文化的活動、豊かな対人関係の構築といった種々の人生経験が、加齢や病気と関連した神経病理学上の進行に対抗する予備力を与えることです。スターン（Stern, Y.）は、知的な活動に従事することで、新たなシナプスが

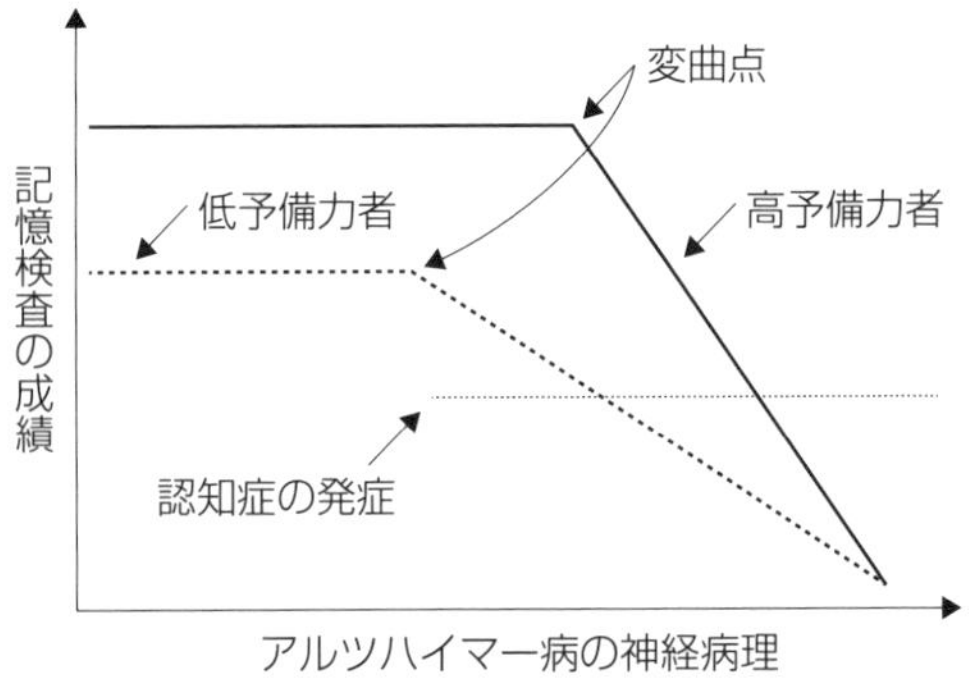

図 7-3　認知の予備力仮説とアルツハイマー型認知症の発症（Stern[6]を著者一部改変）

形成されたり、シナプスの活動が高まり豊かな神経ネットワークが構築されたりすると考えています。豊かな神経ネットワークが構築されることで、加齢に伴って神経ネットワークが崩壊し始めても、神経ネットワークの使用効率が高められたり、本来使用すべき神経ネットワークとは別の神経ネットワークが構築されたりすることで、ある一定の課題遂行成績を保つことが可能になると考えられています。

認知の予備力が高まると、なぜアルツハイマー病の病理が進行していても臨床的な症状が出現しないのかに関わるモデルがスターンによって提唱されています（**図7-3**参照）。認知の予備力が低い高齢者においては、神経ネットワークの崩壊が始まるとともに機能が徐々に低下し始め、ある一定量の神経ネットワークが崩壊した時点で認知症の症状が出現し始めます。一方で、認知の予備力が高い高齢者では、神経ネットワークが崩壊し始めても他のネットワークが補償的に働くためにすぐには機能低下が始まりませんが、予備力を使い果たした時点で認知機能が急低下し始め認知症の症状が出現します。認知機能が急速に低下するのは、予備力が高いことによって機能が補償されていたものの、アルツハイマー病に関わる病理は徐々に進行していたため、いったん症状が現れると病理が進行している分だけ症状が重くなるからだと説明されます。とはいえ、予備力が高いことが、認知機能を高めるとともに機能低下が始まる時期を遅延するために、結果的に認知症を発症する時期を遅くするのです[8]。

スターンは、近年、神経ネットワークの個人差を効率や容量の違いや課題を遂行する際に使用するネットワークの柔軟性の違いから説明することを試みています[9]。効率とは、ある課題を遂行するために、その課題に関連する神経ネットワークがどの程度活性化されなければならないかと定義されています。ある課題に対する成績が同程度だとしても、効率のよいネットワークであれば、課題を遂行する際に必要とされる活性化の程度は低くなります。重い荷物を持ち上げる際に、若い人なら余力を残して軽々と持ち上げられても、高齢者は全力で持ち上げなければならないという状況にたとえるとイメージしやすいのではないでしょうか。容量とは、課題に関連した神経ネットワークが、課題の難易度が高くなった際に、課題を遂行し続けるために活性化できる最大の度合いと定義されます。神経ネットワークの容量が大きいと、課題の難易度に応じて活性化を高くすることができるのですが、神経ネットワークの容量が小さいと課題の難易度が上がっても、ある一定以上は活性化を高くできないのです。先の荷物を持ち上げる例で言えば、若い人はまだまだ重い荷物を持ち上げられるけれども、高齢者はすでに全力で持ち上げているので、それ以上重い荷物を持ち上げられないということになるでしょう。柔軟性とは、課題を遂行する際に、多様な解決方略、つまり別の神経ネットワークを使用できる程度と定義されます。課題の難易度が高くなっても、柔軟性が高い神経ネットワークであれば、本来は別の課題を遂行するために使われている神経ネットワークを動員することで、課題を遂行できるのです。再び荷物を持ち上げる場面を例にすると、荷物を持ち上げられないときに、他の人の助けを借りるという方法が使えると、荷物を持ち上げられるということに相当します。事実、言語刺激に対するワーキングメモリ課題を遂行している際の脳活動を計測した研究では、記憶成績が高い高齢者では、左側の前頭葉だけでなく右側の前頭葉も活性化していることが明らかにされています。言語性のワーキングメモリは左側の前頭葉の働きによるのですが、成績が優秀な高齢者は、左側だけでなく右側の前頭葉も動員することで、課題の遂行成績を維持している

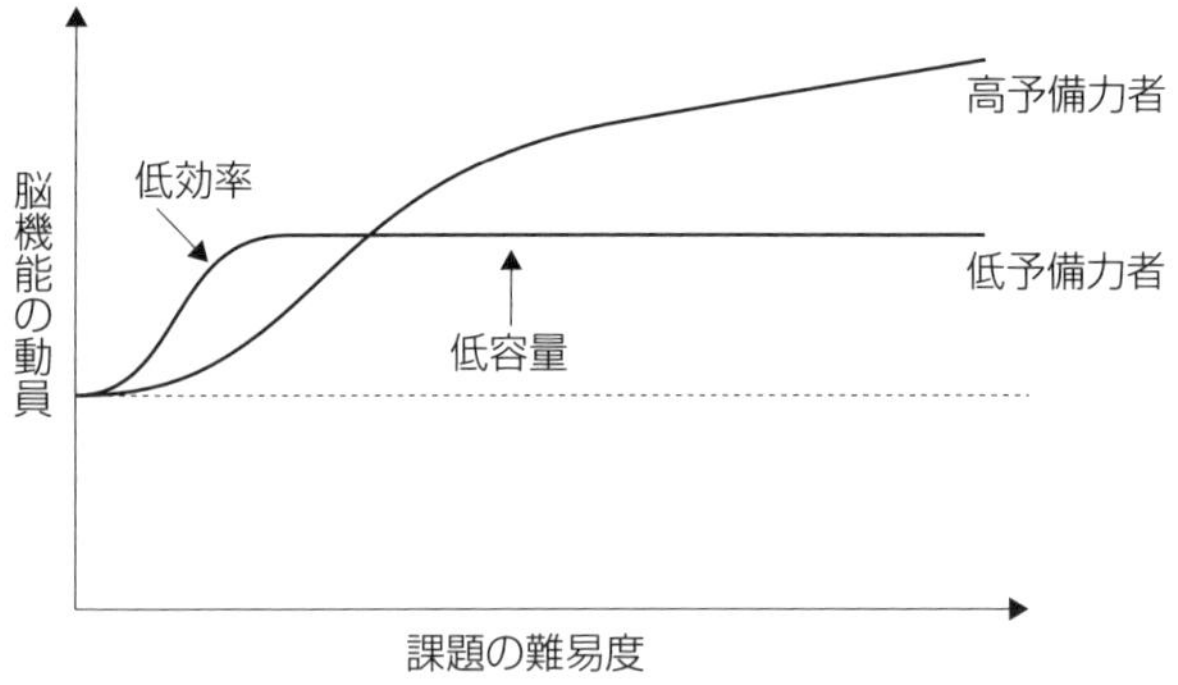

図 7-4　認知の予備力仮説における神経ネットワークの効率と容量（吉澤[10]を著者一部改変）

のです。

「認知の予備力」仮説における神経ネットワークの効率の側面と容量の側面との関連性を示したのが**図7-4**です。[10] 課題の難易度が高くなるにつれて、脳機能（神経ネットワーク）はより多く、より広く動員されていきます。ここで、低予備力者と高予備力者とを比較してみましょう。低予備力者は、課題の難易度が低いときから神経ネットワークが動員され活性化が高くなります。しかしながら、すぐに活性化の程度が限界を迎えてしまい、課題が難しくなってもそれに応じて活性化を高めることができません。つまり、課題の難易度が低いときから活性化が高くなるのは、神経ネットワークの効率が低いために（言い換えれば、余力がない）、多くのネットワークを動員しないと課題の要求に応えられないことを意味しています。また、課題の難易度が高くなっても活性化の程度が高くなっていかないのは、神経ネットワークの容量が低く、すぐに限界を迎えてしまうことを意味しています。限界を迎えた場合に、神経ネットワークの柔軟性が高く他の神経ネットワークを動員できれば一定の遂行成績を残すことができるでしょうが、柔軟性が低く他の神経ネットワークを動員できない場合には、遂行成績が低下することになります。一方で、高予備力者は、課題の難易度が低いときには、神経ネットワークの効率がよいために、さほど神経ネットワークを動員しなくても、課題を遂行することが可能になります（つまりは、神経ネットワークに余力がある）。高予備力者の神経ネットワークは容量が大きいことが想定されていますので、課題の難易度が高くなると、それに応じるようにして、神経ネットワークをより多く動員することができるのです。さらには、高予備力者の神経ネットワークは柔軟性が高いと考えられているため、課題の要求がいっそう高まると、別の神経ネットワークを動員することで、課題の遂行成績を維持しているのです。

3　「脳の予備力」仮説と「脳の維持」仮説

「認知の予備力」仮説は、アルツハイマー病の神経病理学的な徴候があるにもかかわらず、アルツハイマー型認知症を発症しないのはなぜかという疑問に答えるために提唱されました。認知の予備力とは、神経ネットワークの効率、容量、柔軟性を意味しており、認知情報処理過程の適応性と考えることもできます。脳の加齢や病理だけでなく、日常生活上の認知能力における個人差を説明するのに、「認知の予備力」仮説は役に立ちます。認知の予備力を脳機能という観点から見れば、課題の遂行に関連する神経ネットワークや神経ネットワーク間の相互作用の適応的な働きと言えます。加齢や病気によって脳に変化が起きたとき、認知情報処理過程の個人差（つまりは、認知の予備力の個人差）が、その変化にうまく対処できるかどうかによって、課題の遂行成績を維持できるかどうかが決まります。

このように認知の予備力が人生経験を通じて培われた神経ネットワークの予備力という能動的で質的な側面の予備力を表しているのに対し、脳の受動的で量的な側面を表す脳の予備力という考え方があります。「認知の予備力」仮説と同じように、神経病理学的な徴候と臨床症状との乖離を説明することを目的として提唱されました（歴史的には、「脳の予備力」仮説のほうが古いのですが）。脳の予備力は、脳が大きいとか神経細胞の数が多いなど、脳自体の量的な個人差を表す考え方で、脳の予備力が大きいほど認知症になりにくいと考えられています。脳の予備力が大きい人は、認知機能の障害が発生する前に失うものをたくさん持っている状態であり、脳の老化や病理に対して余力があるために症状が発症しにくいのです。脳の予備力が異なる二人の高齢者を想定してみましょう。脳の予備力が大きい高齢者は、加齢や病気によって脳損傷の蓄積が一定の量に到達したとしても、まだ余力を残しているので、明白な臨床症状が出現することはありません。一方で、脳の予備力が小さい高齢者では、損傷の累積の程度が予備力の高い高齢者と同じだとしても、余力がなくなってしまった結果として、顕著な認知機能の低下を伴った臨床症状が出現します。この仮説を支持する研究としては、脳の体積が大きい人や大きな頭囲を持った人は、重いアルツハイマー病になっていなかったりアルツハイマー病が進行しにくかったりすることを示したものがあります。これらのことは、より大きなサイズの脳を持っている人のほうが、アルツハイマー病が出現する脳の状態に達するまでに失うことができるシナプスがたくさんあったからだと説明されます。脳画像研究法が進歩したために、近年では、脳の予備力は頭囲や脳の体積以外にも、灰白質体積、皮質厚、シナプス結合性、白質の構造などさまざまな測定方法によって検証されています。

「脳の予備力」仮説がある時点での神経生物学的な資源を問題にするのに対して、「脳の維持」仮説では、遺伝や生活習慣によって、加齢性の脳の変化が生じたり、脳の病理が発生したりするのを抑えることを問題としています。脳の病理が存在するにもかかわらず、認知機能が保たれているという現象を説明する予備力仮説とは違って、脳の老化による変化を最小限に抑えることが、高齢者の認知機能を維持する主要な要因であると考えるのです。「脳の維持」仮説では、脳は経験に基づいて修正可能であるという前提に立っています。遺伝と生活習慣との相互作用が、脳が維持されたり強化されたりする過程に関わっています。加齢や疾患に伴う脳の形態的な衰えや病理学的な蓄積（白質病変やアミロイドβの沈着など）を抑えられる人が「脳の維持」が高い人ということになります。脳の修復機能や可塑性によって，脳が時間の経過とともに維持され，神経病理学的な徴候の蓄積さえも抑える可能性があると考える点が，「脳の予備力」仮説と「脳の維持」仮説との大きな違いです。「脳の予備力」仮説では，脳の病理の蓄積を防ぐことはできないが，病理そのものが認知機能に与える影響を防ぐことができると考えていたからです。「脳の予備力」と「脳の維持」は類似した概念ですが，「脳の予備力」がある時点での脳の状態に言及し，「脳の維持」は脳を維持したり強化したりするプロセスに言及しているというように，異なる時間軸で脳の個人差を捉えているとも言えます。

人生経験や遺伝的要因が脳の機能や構造の側面を強化するという点は，それぞれの作業仮説に共通しています。人生経験や遺伝的要因が，脳の機能的な側面，特に，神経ネットワークの効率や容量を現在のレベル以上に改善することで，加齢や病気に関連した脳の変化の影響を抑えるという観点に立った仮説が「認知の予備力」仮説です。同様の仕組みを，脳の構造的な側面に焦点を当てたのが「脳の予備力」仮説になります。一見すると，「脳の予備力」がハードウェアで，「認知の予備力」がソフトウェアのようにも見えるかもしれませんが，それは正しい認識とはいえません。というのも，「認知の予備力」が仮定する神経ネットワークの働きにも，細胞や分子レベルでの生物学的基盤が必要となるからです。また，認知の予備力を高めると考えられている人生経験が，脳の予備力にも影響を与えていることが知られています。研究の蓄積が進めば，脳の予備力と認知の予備力とを区分する必要がなくなる可能性があるでしょう。一方で，「脳の維持」仮説は，細胞や分子という構造的な側面だけでなく，処理システムという機能的な側面においても，継続的な修復や可塑性が生じるために年齢が進んでも脳が維持されるという観点に立っています。これら三つの作業仮説の関連性については，現在も盛んに議論が行われています。スーパー・エイジャーのように認知機能を高く維持した高齢者が出現することや，高齢期に認知機能の個人差が拡大することを説明する個々の作業仮説には違いがあるとはいえ，共通した点も数多く存在しています。教育や仕事の複雑さ，知的活動や身体的活動といったある種の人生経験が、予備力にも維持にも大きな影響を与えているというのはその代表的なものでしょう。

4 スーパー・エイジャーが出現するメカニズム

構造的MRI研究で明らかにされている点は、スーパー・エイジャーの脳は、同年代の健康な高齢者（対照群）と比較して、いくつかの脳領域で皮質の厚みが保たれていることです。スーパー・エイジャーの出現と最も関連性の高い脳領域は、前帯状皮質、海馬、内側前頭前野です。たとえば、スーパー・エイジャーの前帯状皮質は、前述したように、中年者よりも皮質が厚いことが明らかにされています。このことは遺伝的要因と生活習慣との相互作用により、脳の構造的な側面が強化されたことを示しており、「脳の予備力」仮説を裏づけるものであります。同時に、病理学的な分析においても、アミロイドβや神経原線維変化の蓄積が、スーパー・エイジャーでは低いことが明らかにされており、「脳の維持」仮説も裏づけられています。また、海馬の体積においても、スーパー・エイジャーが対照群よりも大きかったことは、「脳の予備力」仮説とも「脳の維持」仮説とも一致しています。しかし、注目すべきは、縦断研究では、スーパー・エイジャーと対照群との間で、海馬の体積の減少率に違いが認められなかったことです。スーパー・エイジャーの海馬は対照群よりも大きいものの、時間経過とともに萎縮していくものであるということは、「脳の予備力」仮説をより強く支持するものとも言えるのです。

内側前頭前野はデフォルト・モード・ネットワークの一部であり、記憶などの目的志向型の認知課題の遂行と関連が深い脳領域です。内側前頭前野の機能的な結合が、スーパー・エイジャーでは強く、若年者のパターンに類似していることが明らかにされています。このことは、「脳の維持」仮説だけでなく、神経ネットワークという脳の機能的側面で定義される「認知の予備力」仮説をも支持するものと考えられています。デフォルト・モード・ネットワークをはじめとする、記憶に関連するさまざまな神経ネットワークを構成する脳領域の皮質がスーパー・エイジャーでは厚いことも、「認知の予備力」仮説を裏づけるものだと考えられています。これらの事実は、スーパー・エイジャーの記憶力が高く維持されている理由として、神経ネットワークという脳の機能的側面で定義される「認知の予備力」と、脳の構造的側面で定義される「脳の予備力」と、脳を機能的にも構造的にも若者のように維持することと定義される「脳の維持」とが同時に存在していることを意味しています。三つの作業仮説がスーパー・エイジャーの出現にどのように関わっているのかについては、研究が進展するとともに明らかにされるでしょう。

スーパー・エイジャーは対照群に比べて、身体的活動の程度が高かったという報告はなされているものの、ライフスタイルとスーパー・エイジャーの優れた認知能力との関連性についてはほとんど検証されていません。この点については、最近、とても興味深い研究が報告されました[11]。スーパー・エイジャーは、人口統計学的要因や社会経済的地位という点で対照群と同様であることが分かりました。教育歴や仕事の複雑さが認知症の発症と関連しているという疫学研究の成果からは、予想外のものでした。また、スーパー・エイジャーは、社会的活動への参加頻度が低く、ストレスを感じていた度合いが高かったことが明らかとなりました。過去の生活習慣を回顧的に測定したという点で妥当性が低い研究である可能性は否めませんが、スーパー・エイジャーは、対照群の高齢者と比較して、壮年期により忙しく、ストレスの多い社会的に孤立した生活を送っていたことと関連していたと言えます。豊かな対人関係を構築することや社会的活動へ参加することが、認知症を予防することは多くの研究で報告されています。こうした知見とこの研究の結果は一見すると矛盾するように思われますが、この研究では興味深い解釈がなされています。仕事に没頭していたということは、認知機能を刺激する活動に従事し、頻繁に他者との交流を行っていたことを意味すると思われます。それらの活動を通して、脳の予備力や認知の予備力が高められていったと考えられているのです。また、ストレスは認知機能を低下させる要因であることが知られていますが、その場合のストレスとは強いものに限られるのです。中程度のストレスは、認知機能を向上させる働きがあることも古くから知られています（たとえば、ヤーキーズ・ドッドソンの法則）。スーパー・エイジャーが経験したストレスは、認知機能を低下させるほど強いものではなく、むしろ認知機能を高める効果を持っていた可能性が示唆されます。スーパー・エイジャーは、同世代の健康な高齢者よりもポジティブな社会的関係を構築していることは前述しましたが、高齢期にポジティブな社会的関係が構築できるもの、壮年期に、忙しい活動的な生活を送っていたからかもしれません。ストレスを乗り越えて、前向きにさまざまなことに挑戦したという事実が、認知の予備力を高めたり、脳を維持したりして、スーパー・エイジャーを出現させているとも考えられるのです。

5　ライフスタイルと認知症予防

「脳の予備力」や「認知の予備力」を高め、「脳の維持」を確かなものにするためにはどうしたらいいのでしょうか。認知機能を維持したり認知症の発症を防いだりすることに寄与する重要な要因については、フラティグリオニ（Fratiglioni, L.）らの総説にうまくまとめられています。**図7-5**には認知症の発症リスクを高める危険因子と認知症の発症を抑える保護因子とが、暦年齢に沿って示されています。認知症を予防する因子として古くから知られているのが教育歴であり、教育を長く受けることが認知症を予防します。教育を受ける過程で、知的な活動に従事することが認知の予備力を高めるからだと考えられています。図7-5には記載されていませんが、これまでに述べてきた仕事の複雑さという要因も教育歴と同じように認知症を予防する因子とし

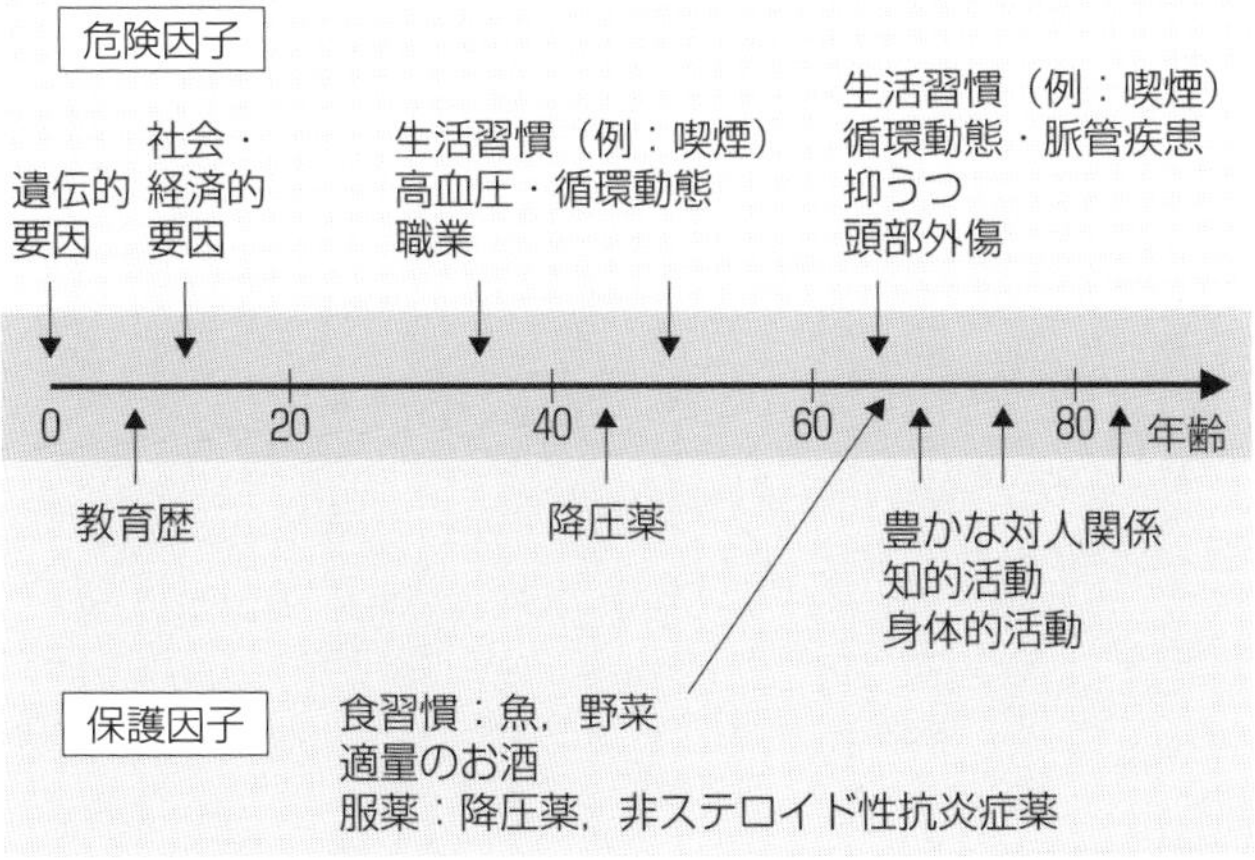

図7-5　認知症の危険因子と保護因子（Fratiglioni ら[12]を著者一部改変）

ては古くから知られていました。しかし、教育歴や仕事の複雑さという要因が認知症を予防するとしても、高齢期になってからでは、認知機能の健康状態を高めるために介入することのできない、個々人の人生における過去の事実でしかありません。先に紹介したスカーミースらの研究[6]などで示された、各種の活動への参加が高まると、認知機能が維持されやすくなるという証拠には大きな意義がありました。身体的活動や知的活動や豊かな対人関係が認知機能の維持や認知症の予防に効果があることが示されたことで、高齢期になってからでも認知機能の健康状態を高めるためになんらかの介入ができる可能性が生まれたからです。その後、脳の健康ブームという形で、さまざまな認知機能のトレーニングが開発されていったのです。

身体的活動への参加と認知機能との関連性については、数多くの研究が実施されてきました。中等度の負荷がかかった運動（速歩きなどの少し息がはずむ程度の運動）を一日あたり二〇分くらい行うと、認知機能を維持したり高めたりする効果があります。特に、定期的に運動をしていると、実行機能の働きが高まるという報告が多くなされています。また、身体的活動が海馬や前頭葉の容量を増加させることが知られています。身体的活動による生理的な刺激が、海馬などの神経細胞の増大に寄与することや脳神経細胞の再生や回復に関連する物質（たとえば、脳由来神経栄養因子、brain-derived neurotrophic factor：ＢＤＮＦ）を増加させることが、海馬や前頭葉の容量が増加する理由だと考えられています。身体的活動のなかでも、中等度の運動は、八〇歳代の高齢者や認知症患者の認知機能の改善と関連していることが示されるなど、生涯を通じて認知機能や脳構造によい効果を持っているようです。身体的活動が脳の予備力を高め、脳を維持することに寄与しているのです。

認知機能を刺激する知的活動は、生涯を通じて、特に高齢者の認知機能を維持したり向上したりすることができます。知的活動には、新聞や本を読んだり、外国語などを学習したり、クロスワードパズルを解いたり、写真や絵画や楽器という趣味に没頭したり、美術館や博物館へ出入りしたりするなど、さまざまなものが含まれます。知的活動と認知症の発症率との関連性を検証した研究では、なんらかの知的活動を行っている高齢者は、認知症を発症する確率が約五〇％低いことが明らかにされています。認知症の発症の有無だけでなく、知的活動が、エピソード記憶や実行機能などの認知機能を維持したり改善したりすることも報告されています。知的活動に積極的に関与している高齢者では、脳全体や海馬の萎縮が少ないことや、アミロイドβの脳内蓄積が少ないことが報告されています。このことは、知的活動が脳の維持に寄与していることを示しています。また、知的活動に従事していることとデフォルト・モード・ネットワークとの関連性も指摘されるなど、知的活動が神経ネットワークの効率や容量や柔軟性を高めることに寄与している証拠も報告されています。このことは知的活動が認知の予備力を高めていることを示唆しています。

それではどのように知的活動をすれば認知症予防に効果があるのでしょうか。認知機能のトレーニングの効果について詳しく検討した研究の成果によれば、認知機能のトレーニングを実践した高齢者では、エピソード記憶や処理速度などの認知機能が改善され、その効果は五年後も有効であったようです。しかしながら、トレーニングの効果があるといってもそれほど大きいものではない、トレーニング効果は他の課題には転移しない、トレーニング効果は時間とともに減衰する、というような指摘もなされており、ある特定の認知機能のトレーニングが、認知症の発症を予防するというような目標とする認知機能の改善に効果があるのかについては明確な答えが出ていません。とはいえ、なんらかの知的活動に従事し続けることは重要です。知的活動が認知機能に与える影響についてはさまざまな観点から検証がなされてきましたが、その多くの研究で、知的活動の効用が認められているのです。議論されてきた点は、知的活動に効果があるのかないのかということではなく、高齢期になって行う知的活動と過去に行ってきた知的活動のどちらか認知機能に強く影響を与えているのかということや、特定の知的活動に深く関与することとバラエティに富んだ知的活動に関わることのどちらが認知機能の維持や向上に影響を与えているのかということでした。それらの研究を通して分かってきたことは、高齢期になってからさまざまな知的活動に関わっていることが、認知機能の維持や認知症の予防につながるのだということでした。前向きにさまざまな知的活動に挑戦し続けることが、高齢者が認知機能を維持するためには重要なのでしょう。

認知機能の維持や向上に欠かせない活動として、社会的参加があります。豊かな対人関係を構築したり、ボランティアのような活動に従事することが、高齢者の認知機能を維持したり、認知症を発症しにくくしたりすることと関連しています。前述した身体的活動や知的活動も社会的参加と無関係ではありません。健康教室で身体的活動を行う際にも教室に通う仲間と顔を合わせます。そこで生まれる対人交流や、仲間に負けたくないから自分も頑張ろうという動機づけも社会的参加の効用の一部分なのです。また、子どもや家族や友人などとのつながりや、社会的ネットワークの大きさも、認知機能の維持や認知症の予防に寄与しています。社会的なつながりが大きいほど、ソーシャルサポートが得られる可能性が高くなります。ソーシャルサポートに対する認知度が高いほど、高齢者の認知機能が維持されたり向上したりすることが知られています。多くの高齢者が、認知機能の低下に対する不安や恐れを抱いています。認知機能が低下し始めたときに感じる不安や恐れが、認知機能をいっそう低下させるという報告もなされています。高齢者が抱く不安や恐れは、認知機能の問題に限ったことではありません。さまざまな問題に対処する力を社会的なつながりが与えてくれるのです。

生活習慣のなかでも、食習慣と喫煙習慣は認知症の発症と特に関わっています。食習慣に関しては、地中海式の食事（オリーブオイル、野菜や果物、魚、ナッツ類などを多くとる食事）が、認知機能の低下を遅らせ、アルツハイマー病の発症率を三〇％程度低減するとの報告があります。食習慣や喫煙習慣は、高血圧や糖尿病と強く関わっていますので、これらの心血管疾患に対するリスクを管理することが認知症を予防するためには重要なのです。

6 これからの認知症予防に対する心理学的貢献

食習慣や運動習慣が認知症予防に寄与すると分かっていても、運動習慣を確立したり、食習慣を改善したりすることは難しいものです。同様に、知的な活動に従事することや社会的に参加することに積極的に関与しなければいけないと思っていても、なかなか重い腰が上がらない高齢者も数多く存在します。近年では、各種の活動と認知機能の維持や改善との関連性を支えている背景因子についての研究も行われるようになってきました。素因的楽観性や前向きさなどの特性が、脳損傷からの回復や認知症の予防に関連していることが分かってきました。また、人生の目的や人生の意味というポジティブ心理学的な要因が、認知機能の低下や神経疾患に対する潜在的な保護因子であるという研究もあります[13]。人生の目的を持った高齢者は、そうでない高齢者よりも認知症を発症する確率が低くなるのです。自分の存在の意義を感じ、人生に目的を持ち、よりよい状態を目指して前向きにさまざまなことに挑戦できる特性こそが、種々の活動に関わる源となっていると考えられているのです。また、認知症や脳損傷に関する知識も認知症の予防や機能の回復に重要な役割を果たしている可能性が指摘されています。病気に関する正しい知識を伝えるとともに、認知機能の健康状態の増進に人々が前向きに取り組めるような態度を形成することを目的とした健康教育が求められているのだと思います。

ところで、人々は自分の認知機能が低下していることを正確に把握することが可能であり、他人に明らかになる前に、わずかな機能低下のサインに自分自身で気がついています。その主観的な認知機能の低下(subjective cognitive decline：ＳＣＤ)の段階で介入することができれば、軽度認知障害やアルツハイマー型認知症を発症する確率を低減できることが明らかにされています。とはいえ、認知機能の低下を自覚している当事者が、認知症の診断を受けることに対しては大きな心理的な抵抗があるのも事実です。当事者あるいは家族が、何かが違うと気がつきながらも、専門家に相談して支援を求めようとするのをやめてしまうのにはいくつかの原因があります。一例として、認知機能の変化がとてもゆっくりであるという事実、その変化が健常な加齢の範囲内であるとか他の健康問題によって引き起こされているに違いないと考えてしまう傾向、症状が日常生活に及ぼす影響を過小評価する傾向、認知症になりたくないだとか、なったら終わりだと感じる認知症に関するスティグマや文化的な態度などが挙げられます。これらの要因を排除するような取り組みを地域のなかで健康教育の専門家と共同して実践することが求められているのではないでしょうか。

近年、認知症を早期に診断する仕組みを構築することが、世界中で国家的な課題として取り組まれています。認知症を早期に診断できれば、認知症とともに生きることに適応する機会を提供し、ひいては自立期間を延長する可能性があると考えられているからです。とはいえ、主観的に認知機能の低下を感じている人々が、認知症に対するネガティブなステレオタイプやスティグマを抱いていると、認知機能がいっそう低下するリスクがあるとの報告もあります[14]。つまり、認知症の診断後に十分な心理的な支援が提供されないと、早期診断が有益なものとならないだけでなく、場合によっては弊害となることもあり得るのです。

　これまでに紹介してきた疫学研究で得られたデータが示していることは、人生経験が、明らかに、加齢や病気と関連した神経病理学上の進行に対して予備力を与えるということであります。しかしながら、この予備力をどのように測定すればいいのか、どうやったら高められるのかについては、正確には分かっていません。介入することの究極の目標は、認知機能の低下速度を緩やかにすることであり、ひいては認知症を予防することです。スーパー・エイジャーなどの優れた高齢者が出現するメカニズムを解明し、認知の予備力を高め、脳を維持するための介入方法を開発することが心理学の専門家には求められているのだと思います。加えて、高齢者の認知機能の低下防止に対する取り組みを地域保健として実践することも、認知症予防分野で心理学の専門家が貢献すべき喫緊の課題ではないでしょうか。

【引用文献】

（1）Rogalski, E. A.（2019）Don't forget-*Age* is a relevant variable in defining SuperAgers. *Alzheimer's & Dementia*, 11, 560–561.
（2）総務省統計局（2020）「人口推計――二〇二〇年（令和二年）一一月月報」http://www.stat.go.jp/data/jinsui/index.html（二〇二〇年一二月一六日閲覧）
（3）国立社会保障・人口問題研究所（2017）「日本の将来推計人口――平成二八（二〇一六）～七七（二〇六五）年（平成二九年推計）」『人口問題研究資料』第三三六号、四-五頁
（4）内閣府（2017）『平成二九年版高齢社会白書』
（5）Harrison, T. M., Weintraub S., Mesulam, M. M., & Rogalski, E.（2012）Superior memory and higher cortical volumes in unusually successful cognitive aging. *Journal of the International Neuropsychological Society*, **18**(6), 1081–1085.
（6）Stern, Y.（2009）Cognitive reserve. *Neuropsychologia*, **47**, 2015–2028.
（7）Scarmeas, N., Levy, G., Tang, M-X., Manly, J., & Stern, Y.（2001）Influence of leisure activity on the incidence of

Alzheimer's disease. *Neurology*, **57**, 2236–2242.
（8）岩原昭彦・八田武志（2009）「ライフスタイルと認知の予備力」『心理学評論』五二巻、四一六–四二九頁
（9）Stern, Y., Arenaza-Urquijo, E. M., Bartrés-Faz, D., Belleville, S., Cantilon, M., Chetelat, G., ... the Reserve, Resilience and Protective Factors PIA Empirical Definitions and Conceptual Frameworks Workgroup (2020) Whitepaper: Defining and investigating cognitive reserve, brain reserve, and brain maintenance. *Alzheimer's & Dementia*, **16**(9), 1305–1311.
（10）吉澤浩志（2018）「認知症と認知予備能」『神経心理学』三四巻、一四二–一五四頁
（11）Yu, J., Collinson, S. L., Liew, T. M., Ng, T.-P., Mahendran, R., Kua, E.-H., & Feng, L. (2019) Super-cognition in aging: Cognitive profiles and associated lifestyle factors. *Applied Neuropsychology: Adult*, **27**(6), 497–503.
（12）Fratiglioni, L., Paillard-Borg, S., & Winblad, B. (2004) An active and socially integrated lifestyle in late life might protect against dementia. *Lancet Neurology*, **3**, 343–353.
（13）Randolph, J. J. (2018) Positive neuropsychology: The science and practice of promoting cognitive health. *Applied Neuropsychology: Adult*, **25**(4), 287–294.
（14）Siebert, J. S., Wahl, H. W., Degen, C., & Schröder, J. (2018) Attitude toward own aging as a risk factor for cognitive disorder in old age: 12-year evidence from the ILSE study. *Psychology and Aging*, **33**(3), 461–472.

第8章 認知症の人と共生する社会の構築

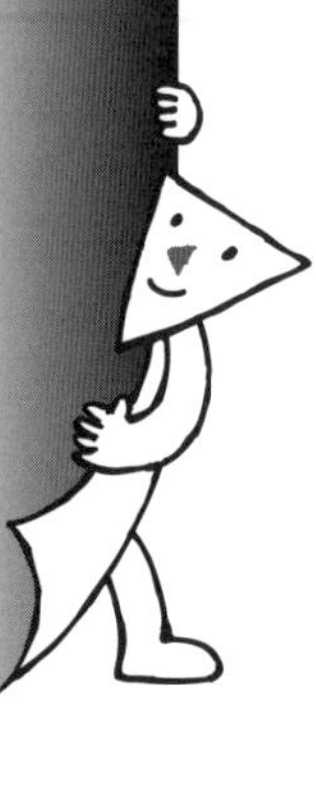

【大庭　輝】

1 認知症を取り巻く政策と地域包括ケアシステム

A　措置から契約へ

一昔前までは、介護は措置制度の時代でした。これは、行政の判断で当事者が利用する介護サービスや入所する施設が決定される制度のことを言います。二〇〇〇年に介護保険法が施行され、介護は当事者とサービス提供者の契約に基づくサービス（契約制度）に変わりました。これをきっかけに、当事者が自由に介護サービスを選択し、利用することができるようになったのです。

介護保険法は三年おきに改正され、そのつど見直しが行われています。二〇〇六年に施行された改正介護保険法では、介護予防や地域包括ケアがうたわれるようになりました。地域包括ケアとは、認知症になっても住

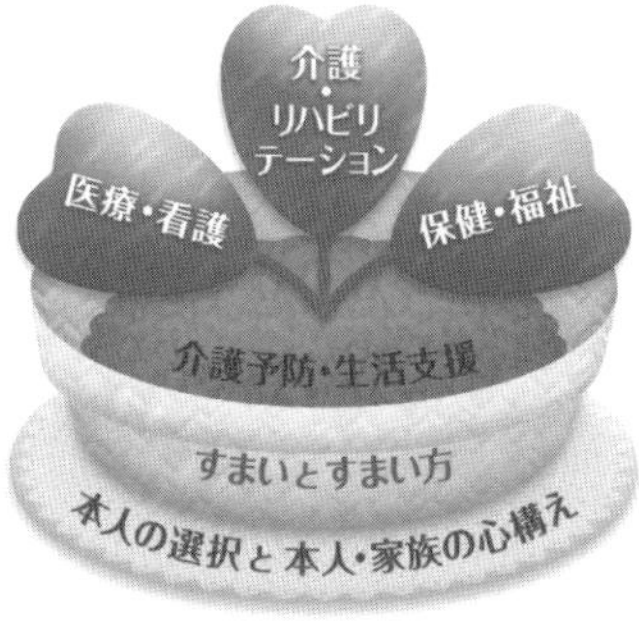

図 8-1　地域包括ケアシステム（三菱 UFJ リサーチ&コンサルティング[1]）

み慣れた地域で長く暮らしていくことができるよう、住まい、医療、介護、予防、生活支援サービスが一体となって提供されるシステムのことを言います（**図8-1**）。政府は、団塊の世代が七五歳以上となる二〇二五年を目途に、地域包括ケアシステムの構築を目指しています。

近年、認知症を持ちながら生活する人の数は増加の一途をたどっており、先進諸国の多くで国家的な課題となっています。これらの国では、認知症の対策について国家戦略を打ち出しています。日本でも、二〇一三年に「認知症施策推進五か年計画（オレンジプラン）」が策定され、二〇一五年には「認知症施策推進総合戦略（新オレンジプラン）」が、二〇一九年六月には新たな認知症施策として「認知症施策推進大綱」が策定されました。「認知症施策推進大綱」では、「共生」と「予防」という二つのキーワードが掲げられており、認知症の人が尊厳と希望を持ち、社会とともに生きられるようにすることと、正しい知識と理解に基づく予防を含めた認知症への「備え」としての取り組みが重視されています。この実現のために、①普及啓発・本人発信支援、②予防、③医療・ケア・介護サービス・介護者への支援、④認知症バリアフリーの推進・若年性認知症の人への支援・社会参加支援、⑤研究開発・産業促進・国際展開、の五つの柱に沿って施策を推進していくことが示されています。

B 認知症と診断されるということ

認知症と診断されることは本人にとって衝撃的な体験です。日本人の死因の第一位は悪性新生物（がん）ですが、高齢者のなかにはがんよりも認知症になるほうが怖いという人も少なくありません。そのため、認知症と診断された直後から心理学的な支援を行うことが求められています。しかしながら、認知症の人は自分が困っていることをうまく言語化できない場合も多く、聴き方に工夫が必要になってきます。認知症の人が抱える困りごとや願望を、丁寧な聴取を繰り返すことで把握しようと試みた調査では、親密な人間関係の不足や身体的な不調、否定的感情に困っていることが多く、一方で健康で自立した生活を維持したいという願望を持っていることが分かりました[2]。認知症と診断された早期の段階から、本人が持つ生活のニーズや願望について把握し心理学的な介入を開始できるかどうかで、その後の認知症の人の生活の質も大きく変わってきます。

C 住み慣れた町で暮らすことの意味

認知症の人は環境の変化が苦手です。私たちも、進学や就職、引っ越しなど、それまでの生活から新しい生活に切り替わるときに不安や緊張を感じた経験があるかと思います。通常であれば、新たな環境にも少しずつ慣れていくことができます。なぜなら、昨日の体験（過去）と今日の体験（現在）が記憶でつながっているからです。しかしながら、認知症の人は記憶障害や見当識障害のために、これまでに生活していた場面と途端に違った場面に遭遇することになります。「ここはどこだろう？」、「私はなんでここにいるのだろう？」、「あの人は誰だろう？」……など、過去と現在が切り離され、毎日が新たな体験です。想像してみてください。きっと誰もが混乱し、恐怖を感じるのではないでしょうか。このような認知症の人の心のなかを想像すると、住み慣れた場所で長く暮らせるというのは、認知症の人が穏やかな生活を継続するためにはとても大切なことだと思います。

2　地域における認知症高齢者の心理支援

A　高齢者福祉における心理職の実情

筆者は特別養護老人ホームや診療所併設の認知症対応型通所介護施設（デイサービス）など、高齢者医療や福祉の現場で心理職として携わってきました。デイサービスとは、在宅で生活する高齢者が日中に過ごすための施設です。ここでは、入浴や排泄《はいせつ》の介助、食事や服薬管理などの基本的なサービスに加えて、運動や知的活動、音楽や作業活動など、さまざまなプログラムが提供されます。デイサービスには一般型と認知症対応型があり、認知症の人に特化したサービスを提供する認知症対応型の施設は、一般的なデイサービスに比べて利用者の定員が少なく、手厚い体制がとられています。

介護保険法では、施設を適切に運営するために保有していなくてはならない職員の資格（たとえば、看護師）や配置すべき最低限必要な人数などを人員配置基準により定めています。このなかに心理職は明記されていません。公認心理師の国家資格がつくられたことにより今後基準に含まれることが望まれますが、現状（二〇二一年四月現在）では人員配置の点からすれば経営的に「余分な」人材です。そのため、現実として心理職が勤めている高齢者福祉施設はそれほど多くないでしょう。デイサービスにいる職種（保有資格）としては、看護職員（看護師）、機能訓練指導員（理学療法士、作業療法士、言語聴覚士など）、生活相談員（社会福祉士、精神保健福祉士など）、介護職員（介護福祉士など）が挙げられます。このような他の職種が中心となる現場において心理職として雇用されるのは、認知症の支援において心理学的な理解が不可欠だという期待があるからです。

デイサービスでの心理職の仕事は、多職種と協働したうえでそれぞれの専門性を発揮するというアプローチが求められます。つまり、心理職はカウンセリングや検査だけやっていればよい、という分業に基づく考え方では通用しません。認知症の人に携わるスタッフ全員がある程度同じ業務を担いながら、それぞれの視点から認知症の人をアセスメントし支援策を考える、協働モデルに基づいた支援が必要です。

B　在宅施設での心理支援の実践例

認知症は脳の病気です。認知症の人がどのような生活上の困難を抱えるのかを推測するうえで役に立つのが脳の機能（認知機能）に関する知識です。医療機関では多くの場合、認知機能を評価するための心理検査が実施されますが、高齢者施設では認知症が重度で心理検査を実施することができないことも少なくありません。また、病院と異なり福祉施設は生活の場であるため、高齢者と職員が長期的な関係を築く必要があります。そのため、心理検査を実施することにはしばしば抵抗を伴います。このような状況のなか、心理学ができることは神経心理学的な視点に基づいた行動評価です。すなわち、観察された行動から脳のどの領域に問題があるのかを推測し、情報を抽象化し、どのような対応をすれば認知症の人や職員が楽になるのかを提案することです。筆者が経験した事例[3]をもとに、一例を示してみます。

「六〇歳代後半の女性Aさん。アルツハイマー型認知症を患っています。言葉の理解が難しくなってい

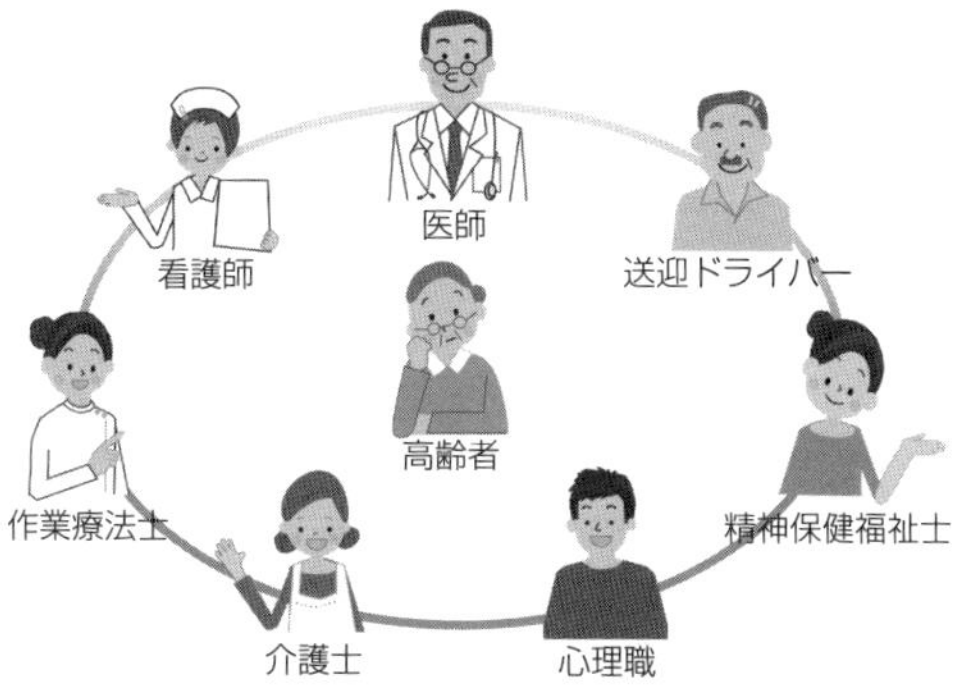

図8-2　多職種カンファレンスの参加スタッフ

ることもあり、心理検査は実施できません。認知症の程度としては、重度と考えられました。短い会話のやり取りはできますが、そのときによって反応があったり、なかったり、さまざまでした。排泄や送迎の誘導をする際には、『嫌なんだよ』と言って体の緊張が強くなるなど声かけに対して拒否的な反応を示すことがあります。」

Aさんはなぜ誘導の声かけに対して拒否的な反応を示すのか、協働モデルに基づく多職種のカンファレンスで検討をしました（**図8-2**）。日常のAさんの様子を観察していると、不思議な様子が見られることが分かりました。その一つは、声かけに対する反応です。そのときによって反応があったり、なかったりすることは分かっていましたが、その違いが顕著にみられる場面がありました。それは、デイルームで過ごしているときとトイレから出るときでした。デイルームでは反応がまちまちでトイレへの誘導が大変なのに、トイレからデイルームに戻るときはきちんと応答しており、職員が困ることもなかったのです。

デイルームとトイレにおける応答の差異、という特徴から推測したのは聴覚的な選択的注意の障害です。私たちは、ざわざわとした場所でも特定の相手の話し声を聞き取ることができます。これは、相手の話に意識を向けているだけでなく、関係のない他の音を無意識のうちに無視（抑制）することができているからです。おそらく、Aさんは選択的注意が障害されているために、静かなトイレでは自分への声かけを理解できますが、にぎやかなデイルームではどの音が自分に向けられている声かけなのかを判別するのが難しくなってしまっていたのではないかと考えられました。

私たちは、名前を呼んで声をかけたら当然相手にその声が届いていると思います。ただ、Aさんにこのような問題があると仮定するならば、職員は移動の補助をしようと声をかけているつもりでも、Aさんはその声かけを認識できていない可能性があります。すると、Aさんにとってはいきなり体を触られるといった体験になるため、「何をされるのか分からない」と恐怖を感じて抵抗するのも不思議ではありません。このときのカンファレンスで話し合った対応は、「Aさんの名前を呼びかけ、本人が応答してから次の声かけをする」というものです。ポイントは、本人の応答をきちんと確認するという、ごくごくシンプルなことでした。本人が応答するのであれば、少なくともその呼びかけには注意を向けられていることが分かります。この対応を徹底するだけで、Aさんとの疎通性はかなり改善されました。

私たちにとっての当たり前が、認知症の人にとっては当たり前ではないかもしれません。ただ、自分たちには当たり前であると思っているからこそ、そのことに気づくことは困難です。一昔前は勘と経験と度胸の介護と言われていましたが、これからは認知機能に関する理解を深めるとともに、観察された行動の評価に基づいた、科学的な介護が求められてきています。私たち自身の認識にとらわれることなく、認知症の人の心の世界を推測し、抱えている困難を理解することが、認知症の人の暮らしにくさを改善することにつながります。

C　心の健康増進のためのアウトリーチ

施設の場合は地域に暮らす高齢者が来所することになりますが、逆に、こちらから地域に出ていくというアプローチもあります。このように、専門職が地域に出向いて活動することを「アウトリーチ」と言います。高齢者を対象としたアウトリーチ活動として、介護予防教室などがあります。

介護予防というと、体操など運動により身体機能の低下を防ぐことを思い浮かべがちです。身体機能に働きかけることはもちろん重要なのですが、心の健康増進という視点もまた、大切です。なぜなら、地域の高齢者のなかには物忘れが増えてきた気がするので認知症になるかもしれないという不安を抱えている人も多くいますし、軽症のうつ病により生活の質が低下しているけれども、生活そのものは破綻していないために周囲に気づかれていない人もいるからです。不安を抱えながらの生活はつらいものですし、うつ病は認知症の危険因子としてもよく知られています。これらの人に対して心理職は何ができるでしょうか。たとえば、加齢による認知機能の変化と認知症による病的な変化の違いについて説明する心理教育や、グループでこれまでの人生について振り返る回想法などを実施することで、不安やうつ症状の改善が期待できます。それだけでなく、このようなアウトリーチ活動の副次的な効果として、最初は見知らぬどうしだった参加者が回を重ねるにつれ仲良くなり、お互いに生活が充実していく互助（助け合い）機能が育まれていくという例も多々みられます。

D　多職種に対する心理学的な視点の普及

心理学的な視点は認知症ケアに必要不可欠だと感じていますが、まだまだ普及していません。その理由は、地域で認知症の人や当事者を支える人たちと関わる心理職が少ないことと無関係ではないと考えられます。認知症ケアに限らず、さまざまな職種が連携して支援を行うというのは専門職間で共有される基本的な考え方になってきています。今後、心理職がもっと地域に出て心理学的な視点を広めていくことが、認知症の人と共生できる社会の構築には不可欠でしょう。多職種に対する心理学的な視点の普及に関する活動について、二つ紹介します。

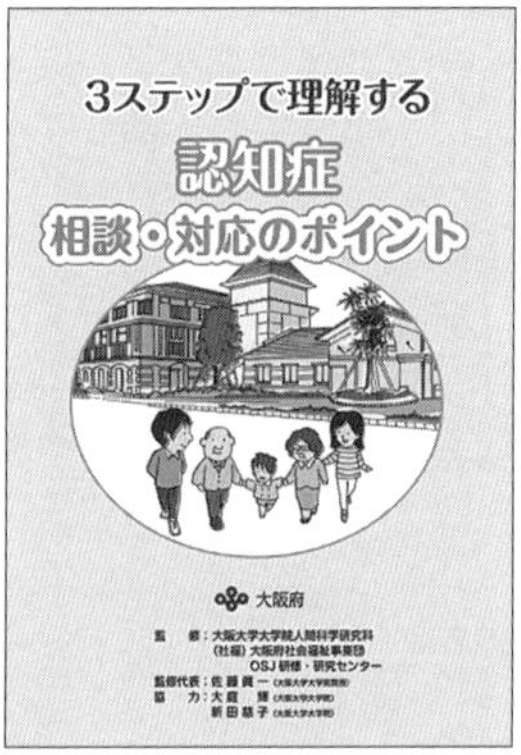

図 8-3　地域包括支援センター職員向け認知症マニュアル（佐藤ら[4]）

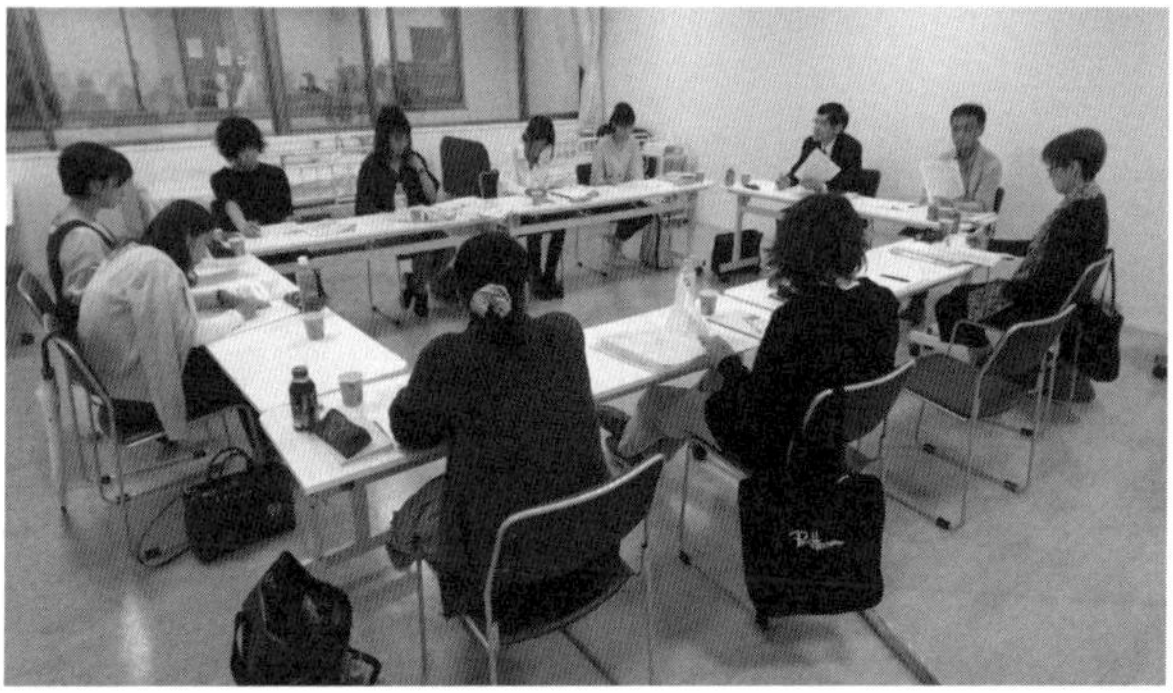

図 8-4　事例検討会の様子

一つは、地域包括支援センター職員向けの「認知症の相談・対応マニュアル」の作成です[4]（**図8-3**）。地域包括支援センターは、地域包括ケアの実現に向けた中核的な機関で、介護や健康、生活、医療などの総合相談や、介護保険など各種サービスの申請受付、高齢者虐待対応や成年後見制度活用などの権利擁護など、さまざまな事業を行っています。「認知症の相談・対応マニュアル」では、①問題の分析、②原因の推測、③解決に向けたケアの実践、の三つのステップに沿って認知症の人を理解していくことを提案しています。特に重視しているのは、本人の自律性を高めることです。一般的には「自立」という言葉が知られていると思いますが、自立は独力で生活できる能力のことを言います。一方、「自律」とは、自分で決定することを言います。認知症になると、自立した生活が徐々に難しくなっていきますが、最後まで自己決定に基づく生活を送れるよう、自律を支援することの必要性について提案しています。このようなマニュアルを作成し広めることで、多職種が心理学的な視点に着目するきっかけをつくることができます。

もう一つは、施設に出向いての事例検討会です（**図8-4**）。高齢者施設の職員は、しばしば認知症の人の行動に困っていることがあります。たとえば、何度説明しても納得してもらえず、「お迎えはまだ？」と繰り返し訴えてくる人や、怒りっぽく他の利用者などといつももめてしまう人などがいることがあります。こうした行動がみられると、多くの場合、認知症が進行したからと受け取られてしまいがちです。ですが、果たしてそうなのでしょうか。認知症の人のなかでもこうした行動を起こす人もいれば起こさない人もいます。この違いを考えると、必ずしも認知症の進行だけが原因ではなく、認知機能の障害により生じる心の動きが人それぞれ異なることからきているということが推測できます。そもそも、職員だけでなく、認知症の人自身も何かに困っているから行動を起こしているのです。そこで、心理職が直接関わることができなくても、認知症に伴いどのような心の動きがあるのかを推測し、対応の仕方について伝えて実践してもらえれば、認知症の人も職員も楽になります。このように、職員から相談を受け認知症の人の行動からみられる心の問題を推測し、対応を助言するという活動のことをコンサルテーションと言います。地域における心理職の数が少ないなかでは、このような間接的な支援を行っていくことも大切です。

3 さまざまな研究分野との協働のなかで心理学ができること

A PPMELTプロジェクト

認知症の原因は医学的な疾患ですが、認知症とともに生きる人は生活の困難を支援すべき福祉の対象でもあります。医学や福祉学は認知症の問題を扱う中心となる学問領域です。とはいえ、認知症の問題は心理学をはじめ法学、経済学、工学、情報科学など、さまざまな専門家の関心を集めています。これらの専門家が協力すれば、問題の解決がより加速されるに違いありません。このような取り組みの一つとして、科学技術振興機構（JST）の社会技術研究開発センター（RISTEX）の助成のもとで行われた「高齢者の安全で自律的な経済活動を見守る社会的ネットワークの構築」（Public Private Medical Economy Law Technology：PPMELT）プロジェクトがあります。このプロジェクトは、高齢者の経済活動という私的な情報と、行政・医療・福祉における公的な情報とのあるべき関係性を明らかにすることを目的とし、公（Public）と私（Private）の関係を妨げる障壁を医学（Medical）、経済学（Economy）、法学（Law）、工学（Technology）の協働により溶かせるよう（MELT）、各分野の専門家が協働して問題解決にあたりました。

PPMELTプロジェクトは、高齢者が安全な契約関係や安定した取引に基づく自律的な経済活動を行うなかで、私的な立場である民間企業などがその経済活動を見守るなかでリスク検知をし、その情報を公的な立場である行政などと共有することで、地域包括ケアシステムにおいて公私が統合された、新しい社会の仕組みについて提案しています（**図8-5**）。このような文理融合の研究開発を実施するにあたって、人文科学、社会科

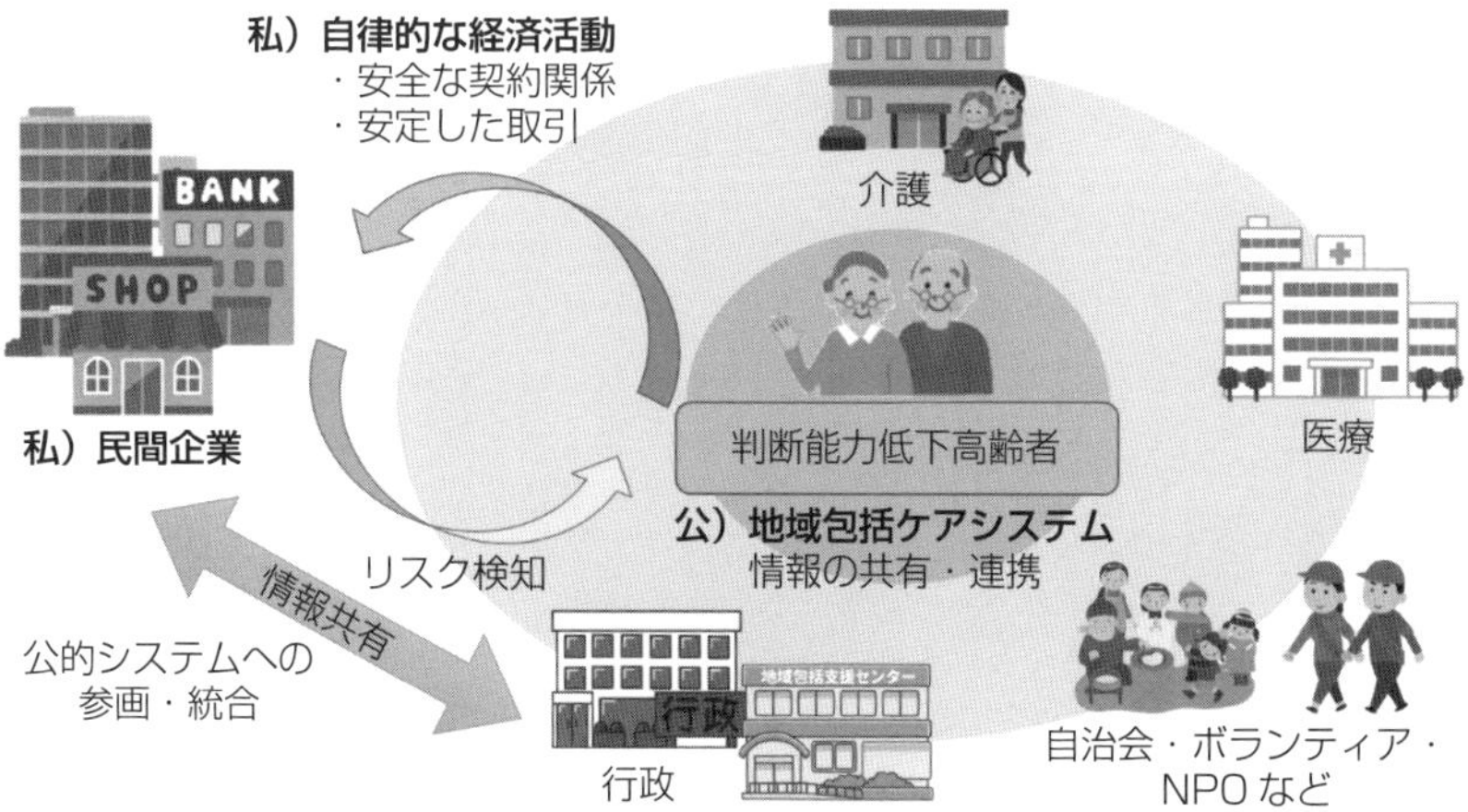

図 8-5　PPMELT が提案する社会のしくみ

学、自然科学いずれの側面も有する心理学は、各研究分野の橋渡しをするという重要な役割を担うことができます。具体的には、プロジェクトを円滑に実施するためのマネジメントに加え、医学グループの一員として認知機能と高齢者の経済活動の関連や、認知症高齢者やその介護者の経済活動の実態調査の計画や実施を心理職が担いました。

B　経済活動という「行動」に着目する

私たちの日々の暮らしに経済活動は欠かせません。移動や買い物、食事に至るまで、一日のなかでお金をまったく使わないということはほとんどないでしょう。ただ、何気ない経済活動を行うだけでも、お金という概念の理解や、お釣りの計算、財布のなかにいくら入っているのかを覚えておくことなど、さまざまな認知機能を働かせる必要があります。たとえば、外国に行くとコンビニエンスストアでの買い物でも支払いに時間がかかります。どの紙幣や硬貨がいくらを示すのかがすぐに分からないうえに、お釣りの計算がすぐにできないからです。煩わしいので紙幣を出してお釣りをもらうため、財布が小銭で重くなるということを経験します。認知症の人も、支払いを毎回紙幣で行うために財布がパンパンになっていることがあります。これも、外国で買い物する際の困惑と似たような状況になっているのではないかと推測されます。

認知症の前駆段階である軽度認知障害でも財産管理能力は低下することが報告されており、一方で、認知機能の低下により財産管理能力に問題があるということを自覚できなくなるということも分かっています。[5・6] これらの研究からは、経済活動を行ううえで認知機能がどれだけ重要な役割を果たしているかが分かります。実際、筆者らが行った認知機能と家計の支出の関連について調べた研究では、認知機能が低下した高齢者は家計の支出が少なくなるということが分かりました。[7] その理由についてははっきりとは分かりませんが、認知機能の低下によって買い物がうまくできなくなっていたり、意欲の低下（アパシー）が引き起こされていたりする可能性が推測されています。地域のなかには自分自身の認知機能の低下や、それに伴う生活の障害に気づいていない高齢者もたくさんいます。経済活動は目に見える「行動」であるため、その評価は心理学が得意とするところです。アウトリーチ活動のなかで、高齢者の経済活動についても評価し、その背景にある認知機能障害を推測することは、認知症高齢者の生活上の問題にいち早く気づくきっかけになるかもしれません。

C 社会資源の活用

高齢者の心理的な問題は、身体疾患などの生物医学的な要因や、現在おかれている環境といった社会的要因など、さまざまな要因が複雑に影響し合っています。逆に言えば、心理的な問題に対処する以前に、他に対処できる問題がないかどうかを考えることが求められます。認知症が高齢者の経済活動に及ぼしうる問題としては、たとえば不当な契約行為や、詐欺被害など第三者による搾取といったことが挙げられます。こうした被害を減らすための制度として、成年後見制度があります。

成年後見制度は、判断能力が低下した高齢者の主に財産の管理を家庭裁判所に選任された者が代わりに行うための制度です。判断能力が低下する前にあらかじめ公正証書で契約を締結しておき、判断能力低下後に一定の手続きを経ることで効力が発生する「任意後見」と、判断能力が低下してから家族や市町村長などが家庭裁判所に申し立てをして手続きを行う「法定後見」があります。法定後見は判断能力の障害の程度に応じて「補助」、「保佐」、「後見」の三つの類型に区分されます。

ＰＰＭＥＬＴでの調査では、認知症高齢者の家族介護者のうち、他人に説明できる程度に成年後見制度の知識を有している者は二割程度であり、また、ほとんど制度が利用されていないことが示されています[8]。成年後見制度は高齢者の財産を守るために有効な方法の一つですが、利用にあたっての手続きが煩雑だったり、管理にあたっての制約が厳しかったりすることもありまだまだ普及していません。実践としては成年後見制度に関する情報提供という社会的側面に着目した対応が考えられますが、これらの社会資源の活用を促進・阻害する心理的要因を明らかにし、より使いやすい制度設計に向けた政策提言を行うといった研究も期待されています。

4　ICTの活用に向けた心理学の役割

高齢化に伴い、介護を必要とする人はこれからますます増えていくと推計されています。一方で、少子化も進んでいることから、介護が必要な高齢者を見守る人や、施設で介護を担う職員の不足も問題となっています。介護人材は二〇一六年度で約一九〇万人ですが、厚生労働省の推計によると二〇二五年度末までに約二四五万人必要となることが見込まれています[9]。また、国家資格である介護福祉士の数は二〇一九年の時点で一六〇万人ほどですが、実際に介護事業所に勤めている者は五割程度という報告もあり[10]、専門的な訓練を受けてい

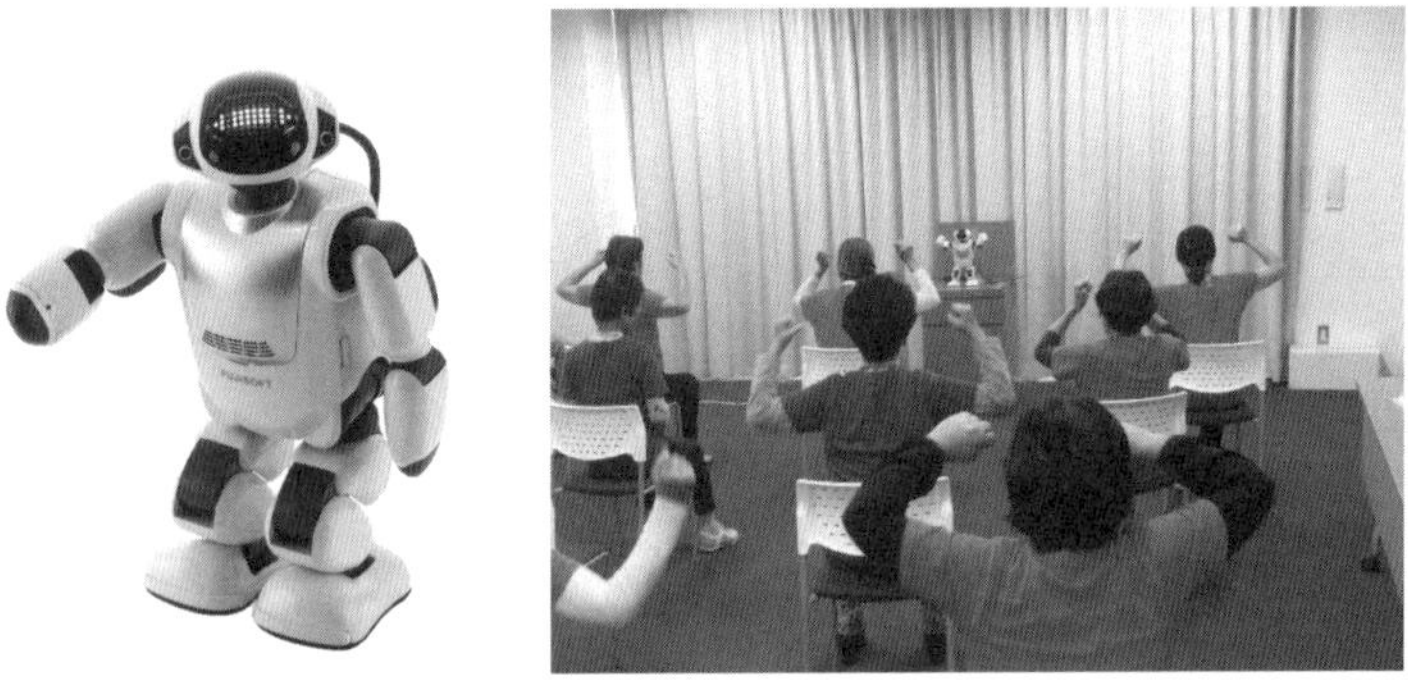

図 8-6　PALRO と活用場面（富士ソフト株式会社より提供）

ない人も多く介護の仕事に携わっています。今後の人材の確保を見越して、経済連携協定（economic partnership agreement：ＥＰＡ）に基づく外国人介護職員の雇用も進んできています[11]。

このような人材不足の状況のなかで期待されているのがＩＣＴ（information and communication technology）です。最近では、スマートフォンやタブレットを用いた高齢者の見守りアプリや、会話やレクリエーションを行うロボットなど、技術開発が進んでいます。コミュニケーションロボットだけでも、動物型のものや人型のものなど、いろいろな種類があります。一例として示しているのは、富士ソフト株式会社が開発している「ＰＡＬＲＯ（パルロ）」というコミュニケーションロボットです（**図8-6**）。北九州市介護ロボット開発コンソーシアムの助成を受けて、ＰＡＬＲＯを用いた認知症介護従事者などの負担軽減に向けたコミュニケーションシステムの開発を行っており、筆者も心理学の立場から関与しました。この研究開発の目的の一つとして、高齢者とコミュニケーションロボットとの会話を通して、認知症かどうかを検出できないかということについて検討しています。

「平成三〇年版高齢社会白書[12]」では、一人暮らしをしている高齢者はほとんど毎日会話をする人の割合が五四・三％と、一人暮らしではない高齢者の割合の八五・七％～九三・三％に比べて圧倒的に低いことが示されています。一人暮らしを楽しんでいるのであればまだよいのですが、なかには身体機能の衰えに伴う喪失感や、他者との関わりがないことによる孤独感を持つ人も多くいると推測されます。このような高齢者の見守りや支援としての役割が、コミュニケーションロボットには期待されています。

しかしながら、コミュニケーションというのは複雑です。私たちは、相手の話の内容に合わせて柔軟に応答を変えたり、相手の発言の裏に込められた意図を推測したりということを、意識することなく行うことができています。このようなことができるのは、私たちに心があるからです。逆に心があるからこそ、相手の話を素直に聴けなかったりすることもあります。コミュニケーションを行うためには心の働きが不可欠ですが、ロボットが心を持つことは果たしてできるのでしょうか。この問いに答えるためには、改めて「心とは何か」、「心はどこにあるのか」を考えていくことが必要だと思います。まだまだ技術的な課題も多いのですが、私たちが当たり前に行っている高度なコミュニケーションをロボットが担うための技術開発に向けて、心理学に熱いまなざしが向けられています。

【引用文献】

（1）三菱ＵＦＪリサーチ＆コンサルティング〈地域包括ケア研究会〉（2016）「地域包括ケアシステムと地域マネジメント」（地域包括ケアシステム構築に向けた制度及びサービスのあり方に関する研究事業報告書）平成二七年度厚生労働省老人保健健康増進等事業
（2）藤田雄・大庭輝・宮裕昭・中野明子・園田薫・杉野正一（2020）「外来通院中の軽度認知障害と初期認知症の高齢者本人におけるニーズおよび生活への願望の把握」『高齢者のケアと行動科学』二五巻、八四-九八頁
（3）大庭輝・若井さおり・瀬戸京子・上條修一郎・人見純・井口泰可・酒井隆（2012）「神経心理学的視点を取り入れたアプローチにより誘導困難に改善がみられた重度若年性認知症者の事例」『認知症ケア事例ジャーナル』五巻、一二九-一三五頁
（4）佐藤眞一・大庭輝・新田慈子（2015）「三ステップで理解する認知症——相談・対応のポイント」大阪府

http://www.osj.or.jp/top/2018/0607/reaflet_j.pdf（二〇二一年二月一五日閲覧）
（5） Gerstenecker, A., Martin, R. C., Triebel, K. L., & Marson, D. C.（2019）Anosognosia of financial ability in mild cognitive impairment. *International Journal of Geriatric Psychiatry*, **34**, 1200–1207.
（6） Triebel, K. L., Martin, R., Griffith, H. R., Marceaux, J. C., Okonkwo O. C., Harrell, L., ... Marson, D. C.（2009）Declining financial capacity in mild cognitive impairment: A 1-year longitudinal study. *Neurology*, **73**, 928–934.
（7） Oba, H., Kadoya, Y., Matsuoka, T., & Narumoto, J.（2020）Cognitive decline reduces household spending among older people. *Psychogeriatrics*, **20**, 28–34.
（8） Oba, H., Kadoya, Y., Okamoto, H., Matsuoka, T., Abe, Y., Shibata, K., & Narumoto, J.（2021）The economic burden of dementia: Evidence from servey of households of people with dementia and their caregivers. *International Journal of Environmental Research and Public Health*, **18**, 2717.
（9） 厚生労働省（2019）「福祉・介護人材確保対策について」
https://www.mhlw.go.jp/content/1200000/000549665.pdf
（10） 介護労働安定センター（2020）「令和元年度介護労働実態調査」
（11） 厚生労働省（2019）「外国人介護職員の雇用に関する介護事業者向けガイドブック」三菱ＵＦＪリサーチ＆コンサルティング株式会社
https://www.mhlw.go.jp/content/12000000/000496822.pdf（二〇二一年二月一五日閲覧）
（12） 内閣府（2018）「平成三〇年版高齢社会白書」

第9章 医療心理学に長けた人材の育成

【平井 啓】

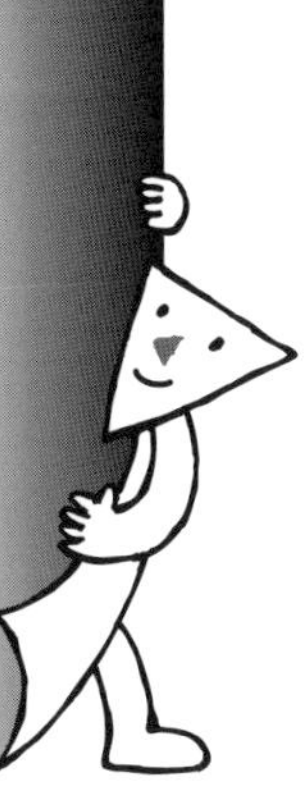

1 認知症医療において心理職に求められること

A 認知症医療における心理職の現状

二〇一八年に第一回公認心理師試験が実施され、心理に関する支援を行う初の国家資格である「公認心理師」を持つ者が誕生しました。医療分野においては、公認心理師法の成立以前から、日本臨床心理士資格認定協会が認定する「臨床心理士」をはじめとする他の資格を持つ者が、心理に関する業務を行ってきました。しかし、その多くが精神科医療やがん医療に携わっており、高齢者医療や認知症医療を専門とし、高齢者の施設や在宅ケアの現場で心理職が雇用されることは非常にまれな状況が続いてきました。[1] 今回、国家資格である公認心理師が誕生したこと、そして、今後ますます社会が高齢化することをふまえると、認知症医療においても心理学の専門家によりいっそうの役割が求められることが予想されます。本章では、まず、認知症医療のなかで心理職が求められることを整理したうえで、そうした知識・技能・態度に長けた心理職の育成のための教育のあり方について考えます。

B　認知症医療において心理職に求められること

今日の医療分野では、「チーム医療」という考え方が重視されています。チーム医療とは、「医療に従事する多種多様な医療スタッフが、各々の高い専門性を前提に、目的と情報を共有し、業務を分担しつつも互いに連携・補完し合い、患者の状況に的確に対応した医療を提供すること」と定義されています[2]。医療分野で働く心理職（公認心理師）もこのチームの一員となり、心理学の専門家としての役割を担うことになります。特に、公認心理師は、その職務として、生物－心理－社会モデル[3]（bio-psycho-social model）に基づく包括的アセスメントと多職種連携を行うことが求められています[1]。これを認知症医療に当てはめると、まず、認知症という病気を理解するために、①心と脳のメカニズム・機能の科学的理解、すなわち神経心理学的な人間理解の視点を身につけ、そうした知識を基盤として、②生物－心理－社会モデルに基づく包括的アセスメントを行い、そのアセスメントを踏まえて、③多職種連携・地域連携による治療・ケアを提供していくことが求められています。現在のところ医療に携わる心理職は必ずしも公認心理師とは限りませんが、他の資格を持って携わる場合でも同様のことが求められるでしょう。ここで、①心と脳のメカニズム・機能の科学的理解、②生物－心理－社会モデルに基づく包括的アセスメント、③多職種連携・地域連携の三つの側面に分けて、認知症医療に携わる心理職（公認心理師）に求められることを整理します。

【心と脳のメカニズム・機能の科学的理解】

医療分野に携わる心理職（公認心理師）が出会うことが多い症状のなかで、認知症と似た症状を示すことがある病気にせん妄とうつ病があります。また、認知症にうつ症状が伴う場合や、認知症のほうが薬の影響や入院や手術といった環境の変化によってせん妄状態になる場合など、二つ以上の精神症状が重なる場合もあります。これらの三つの疾病による精神症状は似た部分がありますが、それぞれ異なる疾患であり、適切な治療や対応も異なるため、正確にアセスメントできることが重要です。そのためには、これらの精神症状を呈する背景にある病気の仕組み（病態生理）について科学的に理解しておく必要があります。

これらの精神症状の背景にある問題は、大まかに「意識の問題」、「知能の問題」、「気分の問題」、「心理的問題」の四つの階層に分けることができます。また、専門家としては、「意識の問題」は脳幹と視床、「知能の問題」は海馬と辺縁系、「気分の問題」は辺縁系と、それぞれを司る脳の部位が異なることも理解しておく必要があります[4]。三つの疾病を正確に見分けるためには、前記の四つの階層の問題を順番にアセスメントします。最初にアセスメントすべきは、意識の問題です。意識は、脳全体の働きを制御する最も重要な機能であり、この意識の部分が障害されるのがせん妄です。次に認知機能、特に知能についてアセスメントします。意識の部分に問題がなく知能の問題に支障が生じているのが、認知症です。意識と知能の問題を確認したうえで、気分の問題や、適応の問題、すなわち心理的問題をアセスメントします。また、意識や知能といった上位の脳機能が障害されるせん妄では、下位の脳機能も障害されるため、気分の問題や心理的問題も生じます。せん妄がある場合、まず意識の問題への対応が必要となりますが、この部分の理解が不十分だと、せん妄状態や認知症を誤ってうつ状態であるとアセスメントしてしまったり、せん妄や認知症の状態を踏まえたうえでの心理的問題の評価を適切にできなかったりして、適切な治療やケアが提供できなくなります。

このことから、医療分野での心理職（公認心理師）には、心と脳の機能と構造を理解しておくこと、つまり、神経心理学的な視点が必要であると考えます。神経心理学とは、人の行動や心理学的な現象を、脳の作動原理から解き明かすことを目的とした学問です。もともと神経心理学は、脳損傷に伴う認知行動障害である神経心理学的障害や高次脳機能障害を対象に発展してきた学問でした[5]。そのため、当初は認知症や他の精神障害、精神症状の理解のために積極的に活用されてきたわけではありませんでした。しかし、脳科学の基礎研究、特に脳画像を用いた研究の発展によって、脳の構造と機能に関する理解が格段に進んだことで、神経心理学を通して、広く人間の認知と行動の特徴を理解することが可能になってきました。

また、認知症の診断は医師の仕事ですが、認知機能を測定し、その結果の評価をするのは心理職の仕事です。認知機能のアセスメントは神経心理学的検査と呼ばれ、全般的な認知機能の低下状態を評価するスクリーニング検査と、記憶機能や注意機能といった個別の認知機能の状態を詳細に評価する掘り下げ型検査があります。掘り下げ型の検査では、低下している能力と低下していない能力とをある程度正確に評価できる一方で、測定には長い時間と高度なスキルが求められます[6]。しかし、認知機能のどの部分につまずきがあり、どのようなケアが必要なのか、強みとして生かせることは何なのかといった情報は、適切なケアの提供や生活の質の向上にはとても重要になります。こうした神経心理学的検査では、各検査が測定している機能と脳の部位との関係を踏まえ、総合的に評価することが求められ、まさに神経心理学の深い理解が必要になります。以上のことから、認知症医療に携わる心理職は、神経心理学の基本的な知識を身につけておくことが必須であると考えます。

【生物－心理－社会モデルに基づく包括的アセスメント】

医療分野において心理職に求められる業務の一つが、患者などの支援対象者についてのアセスメントです。心理職（公認心理師）は心理学を専門にする者ですが、そのアセスメントを行う際には、心理的側面だけでな

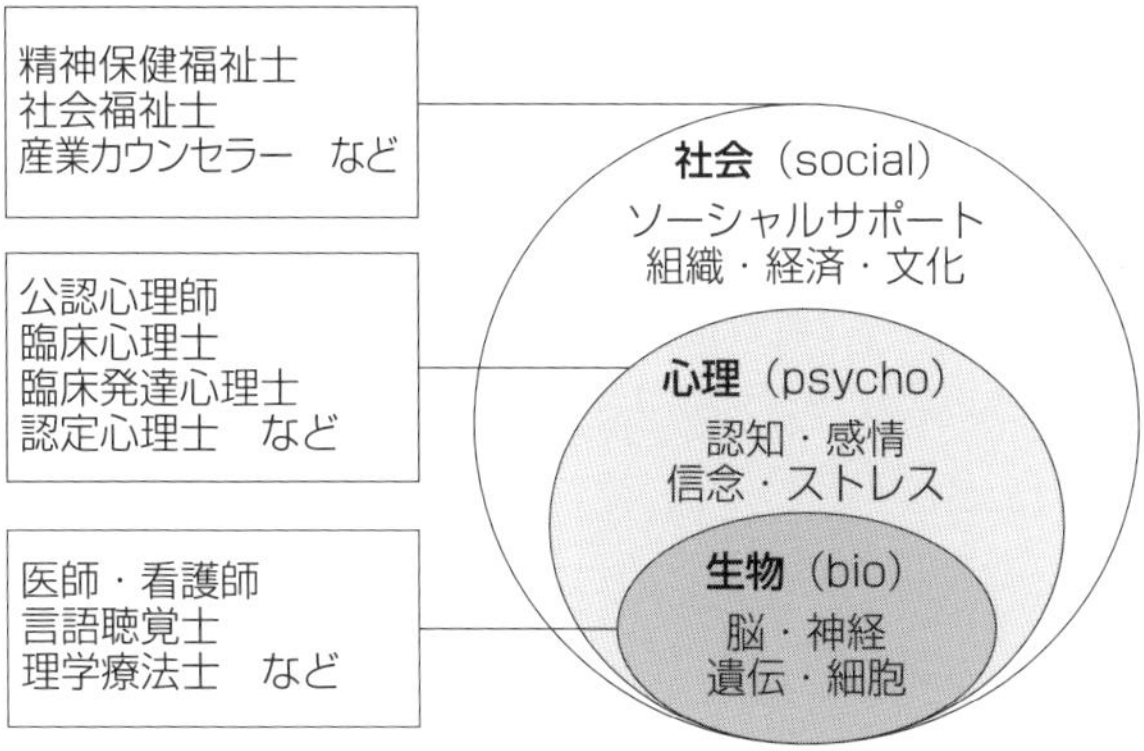

図9-1　生物－心理－社会モデルと多職種連携
（日本心理研修センター[1]，p. 10，図1を著者一部改変）

く、多元的な視点から情報を収集し、支援対象者について理解することが重要になります。その際に重要になるのが、生物-心理-社会モデル[3]（bio-psycho-social model）にのっとったアプローチです。

生物-心理-社会モデルでは、人間には、生物的な側面、心理的な側面、社会的な側面があると考え、支援対象者の問題を検討する際に、**図9-1**のように生物システムと心理システムと社会システムが入れ子状の関係にあると理解します[1]。中心にある生物システムでは、脳や神経、遺伝や細胞といったレベルで問題がないかを考えます。心理システムでは、認知、感情、信念、ストレス、知能、パーソナリティなど心理的な要因に着目します。そして、社会システムでは、支援対象者がおかれている社会環境、家庭や学校、職場などの環境要因に着目します。特に医療現場で出会う支援対象者には、まず医療にかかるきっかけとなる身体面の疾患が前提にあることが多く、身体的な問題がその人の適応の問題に関わっていることも少なくないため、生物-心理-社会モデルの視点が重要になります。そして、図9-1の左に示したとおり、チーム医療のなかにはそれぞれの側面を中心に担う専門職がいます。心理職（公認心理師）は、心理面のケアを担うとともに、アセスメントの際に包括的な視点を提供し全体像を共有する役割を担います。

では、包括的な視点でアセスメントするとは具体的にどういうことでしょうか。筆者はこれまで、医療心理学のなかでも特に、がん患者の心理的問題を取り扱う「サイコオンコロジー」や、がんをはじめ生命を脅かす病気に罹患したことに伴う苦痛を和らげる「緩和医療」の領域に携わってきました。緩和医療の領域には、患者が経験する苦痛を、病気による身体的な苦痛だけではなく、身体・心理・社会・実存の四つの要因が影響するものと考える全人的苦痛（total pain）という概念があります。[7] そして、この全人的苦痛の考え方と生物 - 心理 - 社会モデルをもとにして、がん患者の具体的なアセスメントの手順について整理したものとして、包括的アセスメント（comprehensive assessment for psychiatric and psychological consultation for cancer patients）という考え方が発展してきました。[8] がん医療における包括的アセスメントは、

①身体症状の評価（痛みはとれているか？　だるさはないか？）を行い、

②精神症状（精神医学的問題）の評価（せん妄、認知症はないか？　うつ病ではないか？）、

③社会・経済的問題の評価（経済的問題は大丈夫か？　介護による負担はないか？）、

④心理的問題の評価（病気への取り組み方は？　家族・医療者との関係、コミュニケーションは？　ストレスへの取り組み方は？）、

⑤実存的問題（霊的苦痛）の評価

を必ずこの順番に行うというものです。必ずこの順番で行うことで、医学的対応が可能なものを見落とすリスクを小さくすることが可能になります。包括的アセスメントは、チーム医療において、チーム介入の目標や情報を共有するためのフレームとして役立ちます。情報を整理する際には、身体、精神、社会経済、心理、実存的問題の五つの評価の領域をコラムにしたシート[9]に記録を取る形式にすると、情報が見える化され、多職種とのやりとりがスムーズに進みます（**図9-2**）。

ID	性別	名前	主科	原発	病期	転移
年齢	PS	家族(キーパーソン)	予後	治療の希望・目標・方針		
問題：						

	①身体症状 ADL	②精神症状	③社会・経済的問題	④心理的問題	⑤実存的問題
評価	□痛み （部位　　　　　） □倦怠感 □消化器症状（吐き気） □便秘 □呼吸困難感 □食欲低下 □その他	□不眠 □身体疾患に伴う症状 □認知機能(意識・記憶)障害 □精神病症状(幻覚妄想) □パーソナリティ・発達の障害 □うつ病・うつ症状 □不安症状・障害(パニックなど) □適応障害 □重度な心理的症状・問題 □了解不可能な怒り	□経済的問題（お金） □仕事 □家族との関係 □友人との関係 □家族・親戚の背景・問題 □生活 □居住 □介護	□心理的反応（ストレス反応）・行動の評価 □パーソナリティ □コミュニケーションの問題 □了解可能な怒り □疾病の理解・決める力・大きなバイアス	□希望がない □他者の負担になりたくない □最後まで闘いたい □人として尊重される自立 □信仰・宗教 □残された時間を知りたい・知りたくない □役割を果たす・果たせない □心の準備ができる・できない
介入					
アウトカム					

図9-2　包括的アセスメント・シート

ここで、認知症医療の話に戻ると、認知症もがんと同様に、身体面や精神面の問題から、社会経済的側面、心理的側面、そして、生き方や死という実存的な問題まで関わる病気です。そのため、基本的にはがん医療における包括的アセスメントと同様の五つの側面を、身体面の評価から順番に行っていくという枠組みが有用であると考えられます。がん医療における包括的アセスメントでは、まずがんという疾病が最初にあるため、認知症であるかどうかの評価は②精神症状の評価の一部として行われていますが、今後、認知症医療に応用する際は、それに適した具体的な評価ポイントを、研究や臨床で検討することが必要になるでしょう。その際には、先に紹介した神経心理学の視点が重要になります。神経心理学の視点を加えることで、認知症の支援対象者が「なぜこのような状態になっているか？」という病態と「できることは何か？」、「できないことは何か？」という機能について具体的にアセスメントできるようになります。

例として、『公認心理師現任者講習会テキスト［二〇一九年版］』の「保健医療分野における心理社会的課題と事例検討」の箇所に掲載された事例[1]にある、慢性腎臓病のために週三回透析に通い、大腸がんが見つかった認知症の七五歳男性患者について考えてみます。まず、慢性腎臓病と大腸がんという身体的問題の領域に関するアセスメントを行うことで、病気の予後や薬の管理など、どの程度治療の負担があるかが分かり、次に、認知機能障害の程度を認知機能検査などで明らかにすることで、「在宅生活での治療継続が自力でできるかできないか」という点を評価することができます。その後、社会的問題として、この患者の支援者の状態や利用可能な支援リソースについてのアセスメントを行うことができます。この事例では、妻と二人暮らしで、遠方に暮らす娘とはあまり交流がないこと、近隣との交流もほとんどなく、近所からはごみ屋敷と化しているというクレームが寄せられていることが分かりました。ここで、「家族でできること」と「できないこと（必要な支援）」に関するアセスメントが可能になり、また、この患者とその家族の過去の生活状況（ゴミ屋敷に夫婦で暮らしているなど）についての情報を得ることで、「なぜこのような状態になっているか？」が、器質的な変化によるものか、もともとの発達的な特徴によるものかという視点を加えることができます。そうしたアセスメントを通して、今後の治療方針、生活の場、必要な支援などを考えます。この事例のように、認知症医療においても、身体的な側面だけではなく、支援対象者の性格や発達の特徴といった心理的な側面、生活環境や支援の有無といった社会的側面が、その人の支援を考えるうえで重要になってきます。生物－心理－社会モデルに基づく包括的アセスメントができるようになることで、支援対象者に合った治療・ケアが提供できるようになると考えられます。

【多職種連携・地域連携】

医療現場には多くの職種が支援対象者の治療やケアに携わっており、他の職種や関係者と協働で支援に取り組む多職種連携ができることが求められます。特に心理職（公認心理師）は、支援対象者・その家族と他の職種間、あるいは、多職種どうしの間に入って調整を行うことが多くなります。そのための基本的な態度として、支援対象者・家族と専門職、また、多職種どうしの両者と良好な関係を構築することが求められます。一方で、公認心理師には法律で守秘義務が課されていることから、チーム医療のなかでより適切に情報共有を行いながら活動すること、また、他の医療スタッフの支援を心理職が行う場合もあるため、多重関係を適切に管理しながら活動していく必要もあります。

さらに、多職種連携での有効な情報共有を可能にするためには、心理コンサルテーションのスキルが必要になります。心理コンサルテーションとは、コンサルタントである心理職（公認心理師）が、クライエント（コンサルティ）となった多職種に対して、事例の包括的アセスメントによる課題の整理、それに基づく心理学的な仮説構築、仮説に基づく解決策の考案と提示、解決策実行の意思決定、実行後の評価を一つのフローとして行うことです[9]。ここで、緩和ケア領域の事例を通して、心理コンサルテーションの流れを確認します（図9-

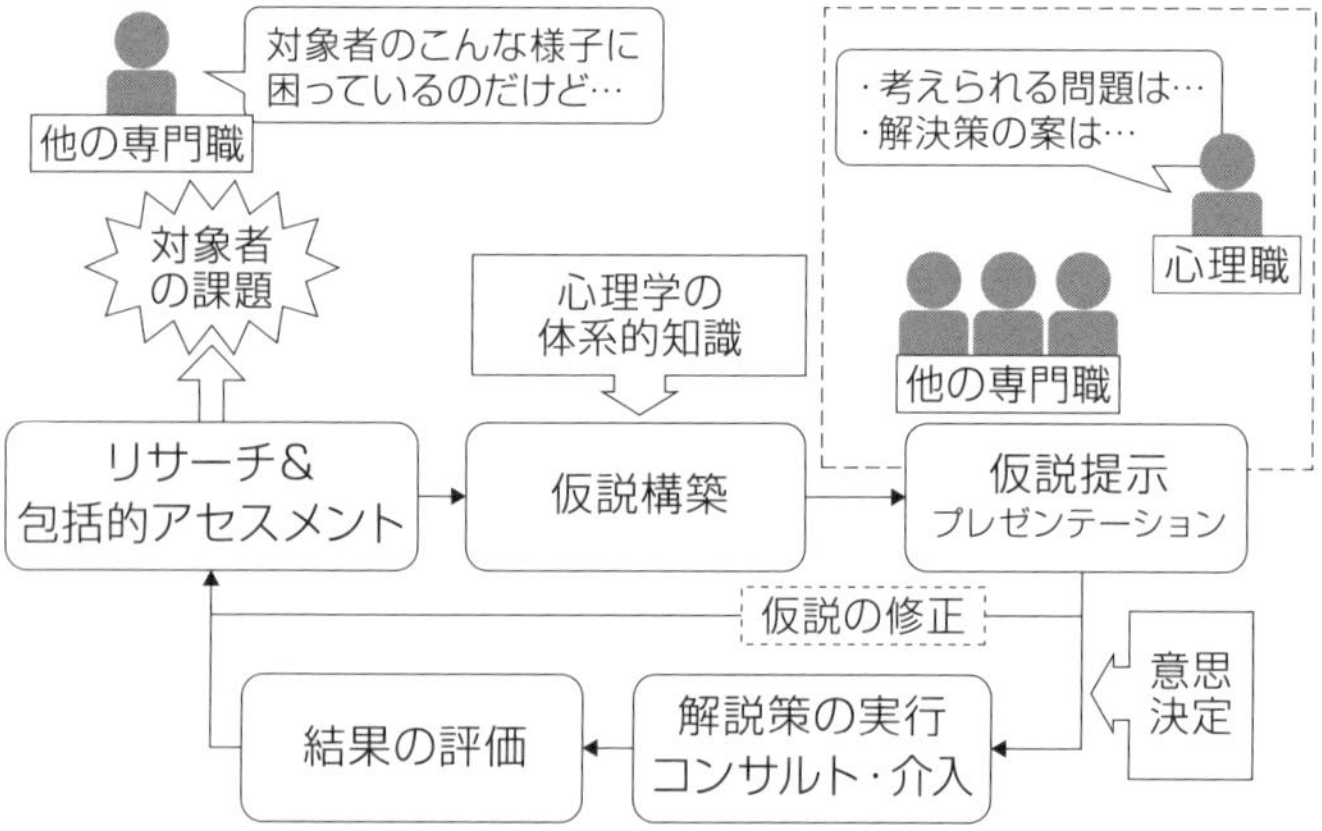

図 9-3　心理コンサルテーションの流れ

3）。

第一回公認心理師試験[10]で示された事例を一部改変した、緩和ケア病棟に入院する五五歳の男性の事例です[11]。この男性は、肺がんの終末期で緩和ケアを受けています。最近いら立ちやすく、性格が変わったようにみえて、家族が接し方に悩んでいると病棟の看護師から相談がありました。相談を受け、心理職（公認心理師）は、まず男性の最近の様子や知っている情報をリサーチしました。その際、看護師から、男性が夜間はあまり眠らず、昼間に眠っていることが多いという報告を受けました。リサーチした内容をもとに包括的アセスメントを行うと、「肺がんの終末期で緩和ケアを受けている」ことから、せん妄のリスクの非常に高い母集団であること、「最近いら立ちやすく、性格が変わった」という家族の情報から、もともとの人となりとは異なっている、つまり、器質的変化、脳機能の問題があると考えました。さらに、「夜間はあまり眠らず、昼間に眠っていることが多い」、つまり、昼夜逆転の状態にあることから、せん妄（見当識障害）の可能性が高いのではないかという仮説を考えました。そして、それを確かめるために、「改訂長谷川式簡易知能評価スケール（Hasegawa's Dementia Scale Revised：HDS-R）」の一部の項目（「今日は何月何日だか分かりますか？」、「ここがどこか言ってみてくれませんか？」）で見当識障害を確認する必要があると考えました。ここまでのアセスメントを行ったうえで、医療チームを交えたカンファレンスで次のような提案をします。まず、主治医に、せん妄の治療可能性や精神科医の診察を検討するように提案します。また、患者が今、身のまわりで起こっていることが理解できないことから生じる「不安」がせん妄を増強する可能性があるので、患者の見当識（自分がおかれている時間や場所の感覚）を少しでも高めるためのケア（見えるところにカレンダー・時計を置く、患者に時間と場所について頻繁にフィードバックする）を病棟看護師へ提案します。これらを手配したうえで、患者が不安を訴える場合は、話を傾聴し支持的に関わることが可能です。加えて、患者のせん妄は家族の動揺につながるため、家族に対する支援も強化する必要があります。具体的には、傾聴などで家族の感情へのサポートをしたうえで、せん妄に関する心理教育を行い、家族ができるサポートを一緒に考え、その実行を支えるといった案を提示します。カンファレンスで包括的アセスメントによる仮説と解決策の案をプレゼンテーションし、多職種の意見を踏まえて実行する解決策を決定します。決定をもとに、心理職も含め各職種が介入を実行し、介入後に、介入によって問題が解決したかどうかを評価します。問題が十分に解決しない場合や新たな問題が生じた場合は、アセスメントの段階に戻り同じ流れを繰り返します。

心理コンサルテーションに期待されているのは、アセスメントを行うことだけでなく、そのアセスメントに基づいて解決策を提案できることです。その際には、患者や家族の心理状態に関するアセスメント内容や仮説を、心理学を専門としない他の職種の人にも分かりやすい言葉で説明できることが求められます。解決策を実行するためには、多職種の納得や協働が必要不可欠なため、具体的な問題解決につながる提案をし、合意を得て、多職種と問題解決のために協働ができてこそ、心理職の専門性が患者の支援に十分に生かされることになります。

また、この心理コンサルテーションのスキルは、患者やその家族などの要支援者に対して直接行った場合は、意思決定支援と呼ばれる方法になります。医療において患者や家族は、治療法や療養場所の選択などのさまざまな意思決定を迫られます。意思決定にはさまざまなバイアスが影響することが知られており、意思決定支援においても、包括的アセスメントの視点に基づく情報収集とそれを踏まえた解決策の提案をすることが、今後の心理職の一つの役割になると考えられます。

2 認知症医療に長けた人材育成のあり方

ここまで、認知症医療に携わる心理職（公認心理師）に期待されることとして、神経心理学的知識を身につけていること、包括的アセスメントができること、そして、多職種連携のなかで心理コンサルテーションができることの三点を挙げました（**図9-4**）。ここでは、この三点に対応することができる心理職（公認心理師）の育成のあり方について考えたいと思います。

冒頭に述べたように、公認心理師の誕生に伴い、今後医療分野で働く心理職は公認心理師資格を保有している人が増えることになると考えられます。現在、公認心理師試験の受験資格を得るためにはいくつかのルートが存在します（受験資格に関する最新の情報は、日本心理研修センターのホームページで確認してください）。公認心理師法施行（二〇一七年九月一五日）以降に大学へ入学する人は、大学で指定の科目を履修し、かつ、大学院で指定の科目を履修するルート（区分A）で受験資格を得ることができます。このほかに、大学で指定の科目を履修し、大学院ではなく公認心理師法施行規則で定められた条件を満たす施設で一定期間（二年）以上の実務経験を経ることで受験資格を得るルート（区分B）、外国の大学を卒業するなどして、区分A・Bと同等の知識及び技能を有すると認定された人が対象になるルート（区分C）も存在します。ただし、現状として

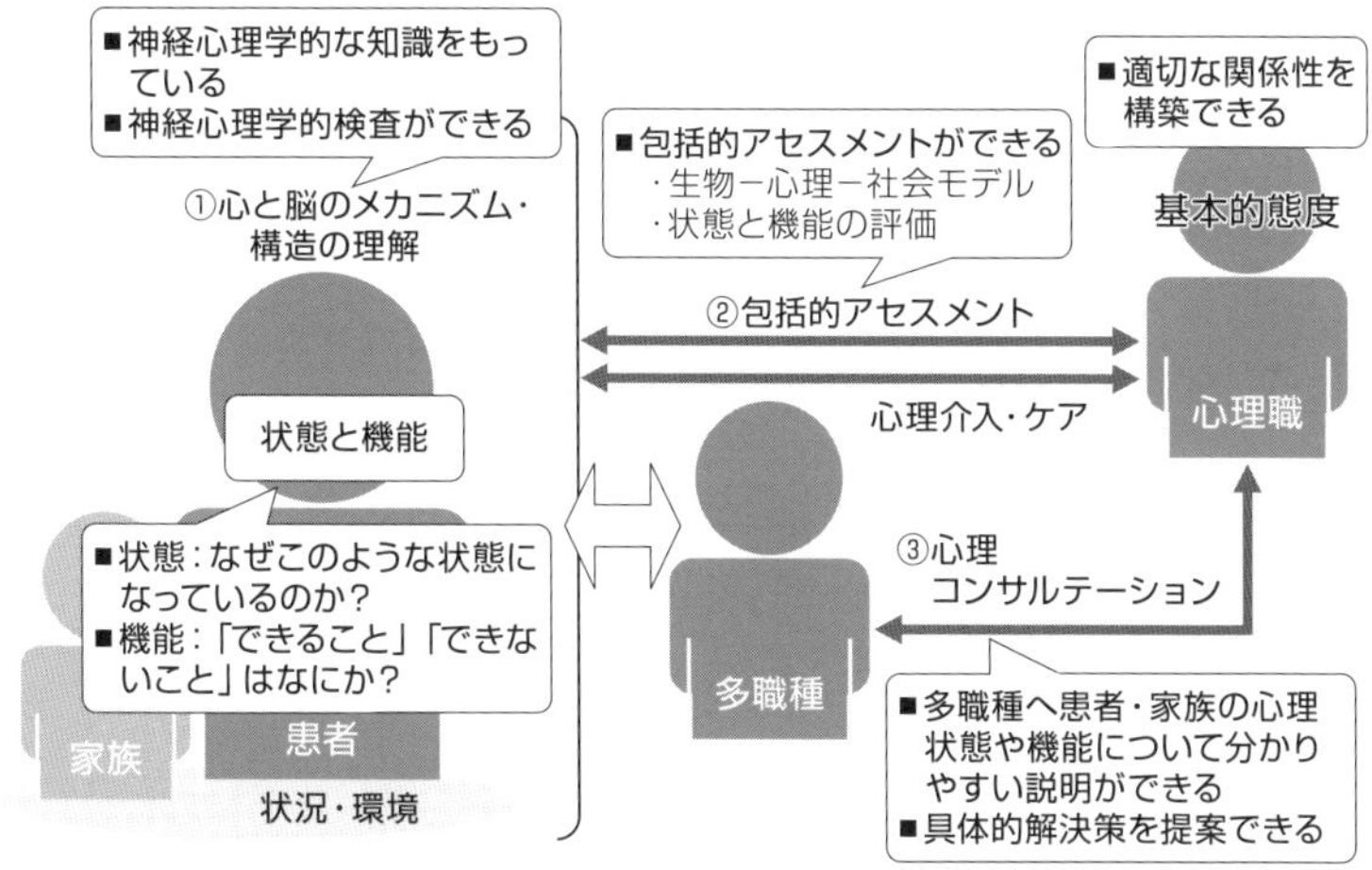
■神経心理学的な知識をもっている
■神経心理学的検査ができる
①心と脳のメカニズム・構造の理解
■包括的アセスメントができる
・生物－心理－社会モデル
・状態と機能の評価
■適切な関係性を構築できる
基本的態度
②包括的アセスメント
心理介入・ケア
心理職
状態と機能
■状態：なぜこのような状態になっているのか？
■機能：「できること」「できないこと」はなにか？
家族
患者
状況・環境
多職種
③心理コンサルテーション
■多職種へ患者・家族の心理状態や機能について分かりやすい説明ができる
■具体的解決策を提案できる

図9-4　認知症医療に携わる心理職に求められること

区分Bに該当する研修可能な施設の数はそれほど多くなく、区分Cは今後も大幅に増えることはないと考えられます。これらのルートに加えて、公認心理師法施行以前に大学や大学院に入学し、指定の科目を履修済み（履修中）の人と、心理職として一定期間の実務経験があり現任者講習会を修了した人に対しては、法律制定に伴う移行措置として一定期間受験資格が与えられます。ここでは、今後医療分野に携わる心理職として、主に、大学や大学院で指定の科目を履修して公認心理師になる人、そして、現在多くを占める、臨床心理士などで実務経験があり現任者講習を経て公認心理師になった人を想定して、その教育のあり方について検討します。

A　神経心理学に関する基礎知識を学ぶ仕組み

認知症医療に携わるうえで必須の神経心理学に関する知識は、公認心理師になるために大学や大学院で履修する科目のなかで学ぶ機会があります。公認心理師試験出題基準において提示されている項目[12]のなかで、神経心理学に関連する項目としては、脳神経系の機能と構造そのものを学ぶ「脳・神経の働き」や「人体の構造と機能及び疾病」があります。これに加え、脳神経系の各部位と関わる「知覚と認知」、「学習および言語」、「感情および人格」、脳神経系の発達や発達上の障害、加齢に関する「発達」、アセスメントに関する「心理状態の観察及び結果の分析」、脳神経系が関わる具体的な障害や疾病とその支援が扱われる「障害者（児）の心理学」、「健康・医療に関する心理学」、「精神疾患とその治療」など多岐にわたる項目があります。ただし、基礎的な脳神経系の構造や機能と、それを基盤とする心理機能や臨床上の問題との関係性が必ずしも明瞭に関連づけられているわけではありません。まずは神経心理学を基礎的な科目として学び、基礎と臨床の相互の関係性を理解することで、より効果的な学習が可能になることが期待されます。

また、神経心理学の知識に基づき、実際に神経心理学的検査を行うスキルも必要です。神経心理学的検査の実施については、公認心理師の養成に関する科目のなかにある演習や実習のなかで経験することが多いと思います。しかし、先に述べたように、神経心理学的検査を実施してその結果を有効活用するためには、一定の知識とスキルは必要になるため、演習や実習のなかで経験するのみでは十分なスキルを磨くことは難しい部分があるでしょう。また、高齢者臨床に携わってきた臨床心理士のなかでも、神経心理学的検査のために必要な知識などを学習する機会や技術向上のための研修などの機会が少ないことが指摘されています[13]。このようなことから、公認心理師の養成課程において、神経心理学的検査によるアセスメントの技術を向上させる機会がより整備されるとともに、現任者講習を経て公認心理師になった人も含めて、公認心理師資格取得後に、神経心理学の知識やアセスメントの技術を学ぶことができる機会が提供されることが期待されます。

現在活用可能な公認心理師資格取得後の神経心理学に関する学びの仕組みの一つとして、日本神経心理学会と日本高次脳機能障害学会が共同で二〇二〇年に創設した「臨床神経心理士」資格があります。臨床神経心理士は、神経心理学に関する専門的知識・技能ならびに対人援助職としての能力を備えた専門家であることを示す資格です[14]。具体的には、次のような要件があります（臨床神経心理士制度規則）。

第七条　臨床神経心理士は次の各号を満たさなければならない。

一　公認心理師、作業療法士、理学療法士、言語聴覚士、医師のいずれかの資格を有する者

二　日本神経心理学会又は（一社）日本高次脳機能障害学会に3年以上所属し、かつ神経心理学に係わる実務又は教育に関する3年以上の経験を証明できる書類を提出した者。ただし、日本神経心理学会又は（一社）日本高次脳機能障害学会等において発表等の活動が証明できる書類を提出した者に限っては、日本神経心理学会又は（一社）日本高次脳機能障害学会に2年以上所属し、かつ実務又は教育に関する2年以上の経験を証明できる書類を提出した者。

三　臨床神経心理士試験（以下、試験）に合格した者

申請の条件として、心理系の資格では公認心理師を保有している必要があり、臨床心理士資格のみの場合は申請できません。臨床神経心理士も創設から間がなく、まだその名称が世間に広く認知されているわけではありませんが、学会に所属し、神経心理学のアカデミックな知見や研究動向を知っていること、臨床や教育の現場での経験があることを示す資格であり、こうした学会に参加し資格の取得を目指すことは、公認心理師資格取得後にさらに神経心理学を深く学ぶために有用な方法の一つであると考えられます。

B　包括的アセスメントと多職種連携について学ぶ仕組み

包括的アセスメントの基盤となる生物‐心理‐社会モデルは、公認心理師が行うアセスメントの基本的な姿勢として掲げられており、[1]支援対象者の状態を把握するうえで非常に重要視されています。そのため、公認心理師養成に関する各種教科書などを通して、折に触れてこのモデルについて学ぶことになります。また、多職種連携についても、公認心理師の職責の基本となっており、公認心理師試験出題基準の項目の一つに単独で

「多職種連携・地域連携」が含まれているとともに[12]、保健医療、福祉、教育など各活動領域に関する学びのなかで頻繁にふれることになると考えられます。しかし、いずれの考え方も理念的な側面があるため、実際の現場においてどのように実践するのかという点については、具体的な場面での経験を通して学ぶ必要があると考えられます。公認心理師になるために必要な大学や大学院における科目のなかには、保健医療、福祉、教育などの公認心理師の活動する分野における施設での実習が必須になっていて、大学では八〇時間以上、大学院では四五〇時間以上の実習が必要になります。いずれも保健医療分野での実習は必須となっており、そこで包括的アセスメントや多職種連携の実際のあり方を学ぶ機会があると思います。ただし、大学での実習は見学などを中心に構成されており、大学院での実習ではケースを担当することが求められますが、すべての領域において、公認心理師が資格取得前に大学・大学院での実習のなかだけで学ぶことには限界があります。また、包括的アセスメントと多職種連携については、すでに医療分野で働く心理職も体系的に学んできていない可能性があります。というのは、これまで医療分野で心理職として働いてきた多くが臨床心理士資格保有者であり、今のところそうした実務経験のある臨床心理士が現任者講習を経て公認心理師となっている場合が多いのですが、生物‐心理‐社会モデルや多職種連携を基本とする公認心理師の養成と、これまでの臨床心理士の養成教育や業務の内容とは必ずしも一致していません。臨床心理士の養成は、指定大学院という制度のもとで行われており、そのなかの心理相談室において行われる一対一の個別心理面接を養成の基盤としています。また、医療現場のなかでも精神科医療に携わることが多く、臨床心理士の専門性は、個別の心理面接・心理療法や心理検査において発揮されますが、公認心理師として今後求められる包括的アセスメントやチーム医療のなかでの動きについてはまだなじみがない人も少なくありません。このようなことから、大学や大学院において指定の科目を受講し新たに公認心理師になる人だけでなく、現任者講習を受けて公認心理師になった人も含めて、包括的アセスメントや多職種連携といった現場で求められるスキルを身につける機会が資格取得後にも必要になります。そうした実践的なスキルを身につける際の教育システムとして参考になるのが、すでに包括的アセスメントや多職種連携が心理職に求められてきた緩和ケア領域における、一般社団法人日本サイコオンコロジー学会による心理職対象の教育研修です。

日本サイコオンコロジー学会では、二〇〇七年からがん医療・緩和ケア領域で働く心理職を対象とした教育カリキュラムを作成し、リカレント教育を中心とする人材育成を行ってきました。ここでいうリカレント教育とは、一度基礎教育を修了して心理職になった人が、職業上必要な知識や技術を学びに再び教育を受けることを言います。この教育カリキュラムは、がん医療に携わる優れた心理職が持っている行動の特徴であるコンピテンシーを整理して作成されたもので、「がん医療における心理に関する専門家として現場で責任をもって仕事ができる」ことを中心に据え、七つの身につけるべきコンピテンシーが設定されています[15]。具体的な七つのコンピテンシーは、「(必要な医学的知識をもち)準備ができる」、「情報収集できる」、「アセスメントできる」、「情報共有できる」、「がん心理介入ができる」、「広報活動ができる」、「がん心理活動の計画を立てられる」です。そして、研修会では、この七つをカバーするように、スタンダード、アドバンスⅠ、アドバンスⅡの三つのレベルで構成されています。基本的にそれぞれ一日で開催され、受講に際しては前のレベルを修了している必要があります。スタンダードコースは、広くがん医療に関心のある心理職を対象に、基本的な知識を身につけることを目的としています。アドバンスコースでは実際にがん医療に携わる心理職のみを対象としており、多職種連携における情報共有ができるように、包括的アセスメントに関するスキル(アドバンスⅠ)、コンサルテーションやコーディネーション、さらにプレゼンテーションに関するスキル(アドバンスⅡ)を身につけるための実践的な研修が行われています。

心理職が知識やスキルを学ぶための研修は、日本サイコオンコロジー学会の研修以外にもたくさんありますが、数多くある研修会のなかから、自分が必要なスキルを体系的に身につけることができるように選択することは意外と難しいものです。日本サイコオンコロジー学会の教育カリキュラムの良い点は、がん医療に携わる心理職に特化してコンピテンシーモデルを作成し、そのモデルに基づいて体系的に学ぶことができることにあります。認知症医療においても、公認心理師資格取得後にさらに専門性を磨くために、日本サイコオンコロジー学会の提供する研修のように体系的に学習する機会が設定されることが望ましいと考えられます。また、包括的アセスメントや多職種連携など実践的なスキルは、実際に医療現場で働き、自分で経験してみることで身につけるべきことが明確になることが多いと思います。そうした学習の機会と臨床場面を交互に行き来することで、包括的アセスメントや多職種連携について、より実践的なスキルが身につくようになると考えられます。

C　主体的で継続的な学びのために

認知症医療において、脳に関する生物学的な知識、治療や支援のあり方は現在進行形で更新され、心理職の基盤となる心理学も常に発展を続けています。また、認知症医療とそれを支える心理職を取り巻く社会の状況も時代に合わせて変わっていくものです。公認心理師は、公認心理師法第四三条で「国民の心の健康を取り巻く環境の変化による業務の内容の変化に適応するため」に、知識や技能の向上に努めなくてはならないという資質向上の責務が課されています。他のあらゆる専門職も同様ですが、公認心理師は資格取得をすれば学習が終わるのではなく、常に、関連する分野の新たな知識をアップデートし、技能を磨くための学習の継続が求められます。その一つの方法として、すでに紹介した臨床神経心理士のような専門性の高い資格取得を通して学習を深めることが挙げられます。また、さまざまな団体が開催する研修や職場での事例検討会、関心を共有する人との勉強会といった学習の機会に積極的に参加することも重要です。

　このほかに、認知症医療に直結するわけではありませんが、大学や大学院といった高等教育機関での学びは心理職（公認心理師）としての専門性の向上に重要な役割を果たします。移行措置を除くと、今後公認心理師になるためには、多くの場合、大学や大学院修士課程を卒業することが必須となり、その教育課程の一環として卒業論文や修士論文を執筆することになります。論文を書くということは、これまでの研究の知見にふれること、問題が何かを明確にして仮説を立て、調査や解析を実施すること、論理的な思考で文章を書くことといった経験をすることです。そこで培われる問題解決能力や分析能力、文章表現力や説明力などは、多様な動きを求められる心理職として働くうえで有用なスキルとなります。また、臨床実践の基盤は心理学の学問の知見にあることから、専門性を磨くためには、研究者のものの考え方や研究の内容を理解できる必要があります。資格試験に合格するためだけであれば、卒業論文、修士論文を書く必要がないのではないかという意見もあるかと思いますが、高等教育での学びは専門職としての基盤になります。資格取得だけにとらわれない専門的な学びは、医療現場で専門性を発揮する心理職の育成のために重要であると考えられます。

【付記】

　本章は、二〇一八年に行われた日本心理学会の公開シンポジウム「認知症医療への心理学的貢献」にて講演し、平井啓（二〇一九）「医療へ貢献する心理学教育・研究の考え方（特集――認知症の診断・治療と心理学の役割）」『学術の動向』二四巻五号、五二-五七頁として掲載された論文を加筆・修正したものです。

【引用文献】

（1）日本心理研修センター監修（2018）『公認心理師現任者講習テキスト（二〇一九年版）』金剛出版
（2）厚生労働省（2010）「チーム医療の推進について――チーム医療の推進に関する検討会報告書」https://www.mhlw.go.jp/shingi/2010/03/dl/s0319-9a.pdf（二〇二一年二月一五日閲覧）

（3）Engel, G. L.（1977）The need for a new medical model: A challenge for biomedicine. *Science*, **196**, 129–136.
（4）上村恵一・小川朝生・谷向仁・船橋英樹 編著（2015）『がん患者の精神症状はこう診る　向精神薬はこう使う――精神腫瘍医のアプローチが二五のケースでわかる』じほう
（5）緑川晶・山口加代子・三村將 編著（2018）『臨床神経心理学』医歯薬出版
（6）岩原昭彦（2019）「認知症医療に心理学が果たすべき役割」『学術の動向』二四巻、八-一二頁
（7）恒藤暁（1999）「全人的苦痛とチーム医療」『最新緩和医療学』最新医学社、六-一〇頁
（8）日本総合病院精神医学会がん対策委員会 監修／小川朝夫・内富庸介 編（2012）『精神腫瘍学クリニカルエッセンス』創造出版
（9）平井啓（2016）「精神・心理的コンサルテーション活動の構造と機能」『総合病院精神医学』二八巻、三一〇-三一七頁
（10）日本心理研修センター（2018）第一回公認心理師試験（平成三〇年九月九日実施分）午前問題 http://shinri-kenshu.jp/wp-content/uploads/2018/11/午前問題.pdf（二〇二一年二月一五日閲覧）
（11）平井啓（2020）「心理士はこんな仕事――心理士が医師・看護師に知ってほしいこと（特集・心理士は緩和ケアの何を担うのか――看護との接点（緩和ケアにおける心理士の役割）」『緩和ケア』三〇巻、九二-九七頁
（12）日本心理研修センター（2019）「公認心理師試験出題基準――平成三一年版」 http://shinri-kenshu.jp/wp-content/uploads/2019/03/第2回公認心理師試験「出題基準」（ブループリント（公認心理師試験設計表）を含む。）.pdf（二〇二一年二月一五日閲覧）
（13）日本臨床心理士会第三期後期高齢者福祉委員会（2019）『高齢者領域における臨床心理士の活動実態に関するＷＥＢ調査報告書（2018）』 http://www.jsccp.jp/suggestion/sug/pdf/koureisya_WEBhoukoku.pdf（二〇二一年二月一五日閲覧）
（14）日本神経心理学会（2020）臨床神経心理士制度規則 http://www.neuropsychology.gr.jp（二〇二一年二月一五日閲覧）
（15）日本サイコオンコロジー学会（2019）「心理職の教育・研修」 https://jpos-society.org/seminar/psychology/（二〇二一年二月一五日閲覧）

■ラ行

■タ行

■ナ行

■ハ行

■マ行

■ヤ行

■サ行

索　引

【第 3 章】
八田武志（はった　たけし）
1972年　大阪市立大学大学院文学研究科博士課程中退
現　在　関西福祉科学大学学長，名古屋大学名誉教授，文学博士

【第 4 章】
加藤佑佳（かとう　ゆか）
2008年　関西大学大学院社会学研究科博士課程前期課程修了
現　在　京都府立医科大学大学院医学研究科精神機能病態学助教

【第 4 章】
成本　迅（なるもと　じん）
2001年　京都府立医科大学大学院医学研究科修了
現　在　京都府立医科大学大学院医学研究科精神機能病態学教授，医学博士

【第 5 章】
緑川　晶（みどりかわ　あきら）
2002年　中央大学大学院文学研究科修了
現　在　中央大学文学部教授，博士（教育学）

【第 6 章】
佐藤眞一（さとう　しんいち）
1987年　早稲田大学大学院文学研究科博士後期課程単位取得退学
現　在　大阪大学大学院人間科学研究科教授，博士（医学）

【第 8 章】
大庭　輝（おおば　ひかる）
2016年　大阪大学大学院人間科学研究科博士後期課程修了
現　在　弘前大学大学院保健学研究科准教授，博士（人間科学）

【第 9 章】
平井　啓（ひらい　けい）
〈編者紹介参照〉

■編者紹介

岩原昭彦（いわはら　あきひこ）
2002年　名古屋大学大学院人間情報学研究科博士後期課程単位取得満期退学
現　在　京都女子大学発達教育学部教授，博士（心理学）
主編著書　『知覚・認知心理学（公認心理師の基礎と実践７）』（分担執筆）遠見書房 2020年
　　　　　『よくわかる高齢者心理学』（分担執筆）ミネルヴァ書房 2016年

松井三枝（まつい　みえ）
1984年　金沢大学卒業
現　在　金沢大学国際基幹教育院教授，博士（医学）
主編著書　『精神科臨床とリカバリー支援のための認知リハビリテーション』（編著）北大路書房 2020年
　　　　　『病気のひとのこころ（心理学叢書）』（共編著）誠信書房 2018年

平井　啓（ひらい　けい）
1997年　大阪大学大学院人間科学研究科博士後期課程中退
現　在　大阪大学大学院人間科学研究科准教授，博士（人間科学）
主編著書　『ワークシートで学ぶ問題解決療法』（共著）ちとせプレス 2020年
　　　　　『医療現場の行動経済学』（共著）東洋経済新報社 2018年

■著者紹介（執筆順）

【編者はじめに・第７章】
岩原昭彦（いわはら　あきひこ）
〈編者紹介参照〉

【第１章】
池田　学（いけだ　まなぶ）
1988年　大阪大学医学部卒業
現　在　大阪大学大学院医学系研究科精神医学教室教授，博士（医学）

【第２章】
松井三枝（まつい　みえ）
〈編者紹介参照〉

心理学叢書《しんりがくそうしょ》
認知症《にんちしょう》に心理学《しんりがく》ができること――医療《いりょう》とケアを向上《こうじょう》させるために

2021年6月15日　第1刷発行

監修者　日本心理学会
編　者　岩原昭彦
　　　　松井三枝
　　　　平井　啓
発行者　柴田敏樹

発行所　株式会社　誠信書房
〒112-0012　東京都文京区大塚3-20-6
電話　03-3946-5666
http://www.seishinshobo.co.jp/

印刷／製本　創栄図書印刷㈱

ISBN978-4-414-31125-9 C1311　Printed in Japan

心理学叢書　日本心理学会が贈る、面白くてためになる心理学書シリーズ

◉各巻 A5判並製　◉随時刊行予定

公益社団法人 日本心理学会 監修

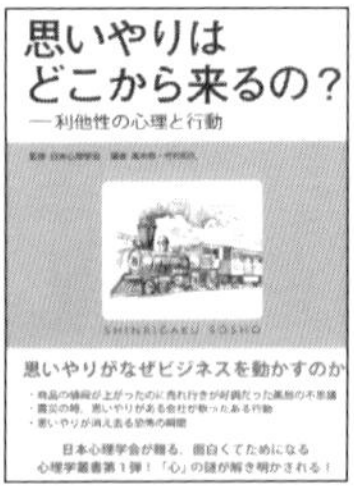

『思いやりはどこから来るの？――利他性の心理と行動』

髙木 修・竹村和久 編

思いやりはビジネスにも活かされている。「震災の時に思いやりがある会社がとった行動とは？」「思いやり深い子どもに育てる方法が存在する？」ヒトだけが持つ感情の謎を、心理学、工学、理学、医学の第一線で活躍する専門家が解き明かす。

定価（本体2000円+税）　ISBN978-4-414-3111-2

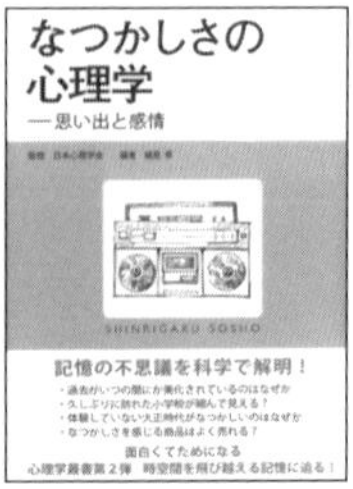

『なつかしさの心理学――思い出と感情』

楠見 孝 編

過去がいつの間にか美化されている。久しぶりに訪れた小学校が縮んで見える。体験したことがない大正時代が、なぜかなつかしい。なつかしさを商品に活かすと販売力が高まる。いったい何故なのか？時空を飛び越える記憶の秘密に迫る！

定価（本体1700円+税）　ISBN978-4-414-3112-9

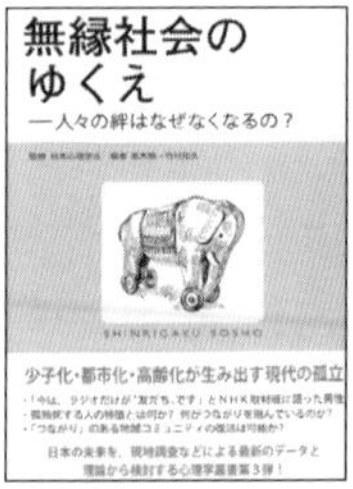

『無縁社会のゆくえ――人々の絆はなぜなくなるの？』

髙木 修・竹村和久 編

日本に急速に広がりつつある「無縁」の実態をデータで示しつつ、一人暮らしのリスク、高度経済成長の反動、未婚率増加の原因、単身世帯の増加、高齢者特有の心理を解説。超高齢化社会が必ず直面するであろう孤独と人との繋がりの問題を分かりやすく解き明かす一冊。

定価（本体2000円+税）　ISBN978-4-414-31113-6

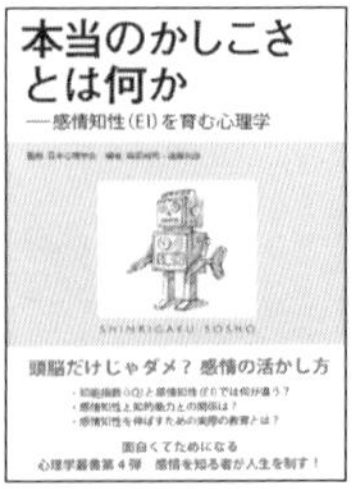

『本当のかしこさとは何か――感情知性（EI）を育む心理学』

箱田裕司・遠藤利彦 編

自分と他者の感情を正しく取り扱う能力＝感情知性（EI）。いくら頭の回転が速くても、感情を適切に取り扱えなければ成功することはできない。そこで本書は実際のEI測定実験と国内外の教育プログラムを具体的に紹介！実例と科学をもとに感情の活かし方を解説する。

定価（本体2000円+税）　ISBN978-4-414-31114-3

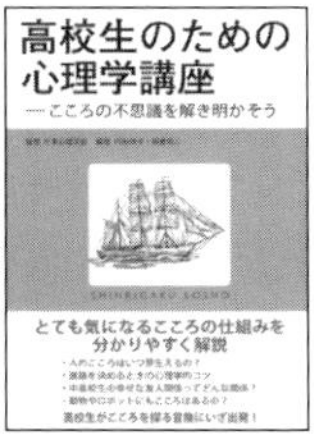

『高校生のための心理学講座——こころの不思議を解き明かそう』
内田伸子・板倉昭二 編

心理学の世界を高校生にも分かりやすく楽しく紹介する。赤ちゃん、おサル、ロボットの実験を通して、人の心の仕組みが手に取るように理解できる。また嘘を見抜く方法など、若者の実生活で役立つ情報が豊富に盛り込まれている。

定価（本体1800円+税）　ISBN978-4-414-31115-0

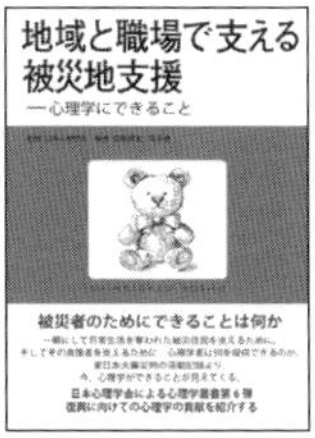

『地域と職場で支える被災地支援——心理学にできること』
安藤清志・松井豊 編

先の東日本大震災では、各地で心理的・社会的な支援が行われたが、その詳細をまとめて知る機会はいまだ乏しい。本書では様々な活動報告や被災者研究を紹介し、より望ましい支援のあり方を考える上で、参考となる様々な切り口を提供する。

定価（本体1700円+税）　ISBN978-4-414-31116-7

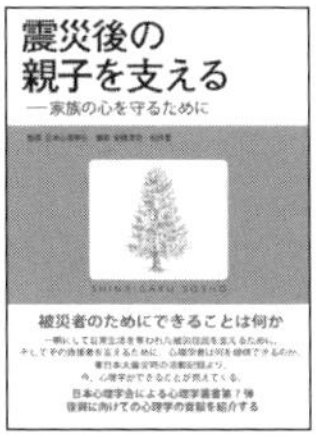

『震災後の親子を支える——家族の心を守るために』
安藤清志・松井豊 編

東日本大震災では被災地の親子をめぐる環境が急変した。避難先での対人関係や仮設住宅に住むストレス、放射能汚染がもたらす心の問題など、心理・社会的に彼らを支えるにはどうすればよいか、多面的なアプローチで考える切り口を提供する。

定価（本体1700円+税）　ISBN978-4-414-31117-4

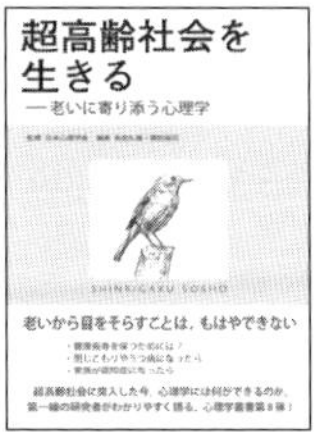

『超高齢社会を生きる——老いに寄り添う心理学』
長田久雄・箱田裕司 編

高齢期にはよりよく生きるうえで様々な課題が生じてくる。高齢者の心と身体を支えるため、心理学にできることは何か。看護や福祉に関わっている人、高齢者の問題に関心がある人へ向けて、第一線の研究者がわかりやすく語る注目の書。

定価（本体1900円+税）　ISBN978-4-414-31118-1

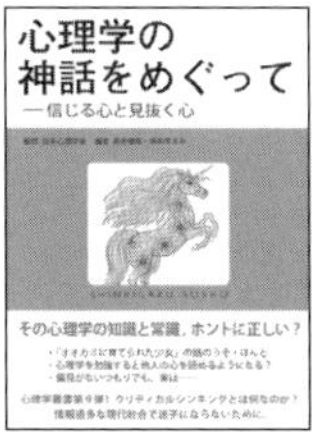

『心理学の神話をめぐって——信じる心と見抜く心』
邑本俊亮・池田まさみ 編

なんとなく受け入れたその知識と常識、実は間違いだとしたら？本書では「根拠もなく一般に信じられていること」を「神話」と呼び、心理学を駆使して「神話を超えて真実を見抜く目」を鍛えていく。情報の氾濫する現代社会で、迷子にならないための指南の書。

定価（本体1800円+税）　ISBN978-4-414-31119-8

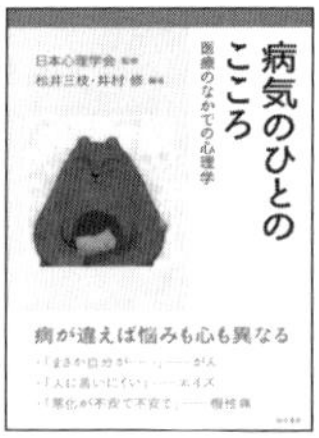

『病気のひとのこころ――医療のなかでの心理学』

松井三枝・井村 修 編

「患者のこころのありよう」はその抱える疾患や重症度によってさまざまであり、それぞれの特徴を理解したきめ細やかなアプローチが求められる。本書では身体疾患から精神疾患まで幅広くとりあげ患者のこころを理解するヒントと基礎知識を提供する。

定価(本体2000円+税)　ISBN978-4-414-31120-4

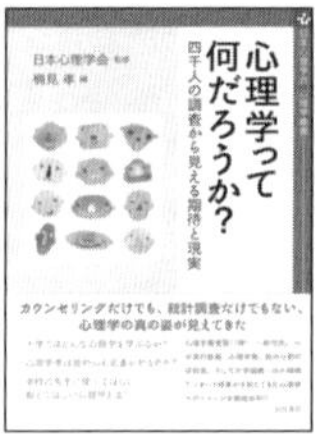

『心理学って何だろうか？――四千人の調査から見える期待と現実』

楠見 孝 編

日本心理学会による、一般市民、小中高の教員、心理学者、他の分野の研究者、大学組織への大規模アンケート結果から見えてきた心理学へのイメージを徹底分析。人々の持つ心理学への誤解、偏見、過剰な期待を解き放ち、真実の学問の姿を第一線の研究者が開示する。

定価(本体2000円+税)　ISBN978-4-414-31121-1

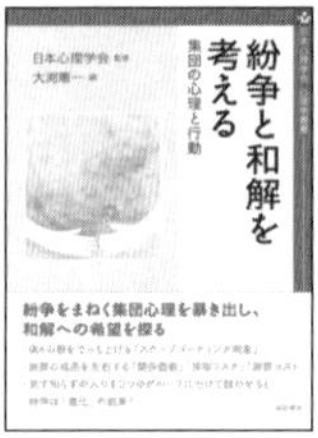

『紛争と和解を考える――集団の心理と行動』

大渕憲一 編

いまなお紛争は、人類にとっての課題であり続けている。そこには、領土や資源の取り合いだけでなく、人間本性に根ざした原因が隠れているのではないだろうか。そうした知見のエッセンスを１冊に凝縮。謝罪行動をめぐる最新の実験や調査を紹介し、和解と融和の可能性を考える。

定価(本体2400円+税)　ISBN978-4-414-31122-8

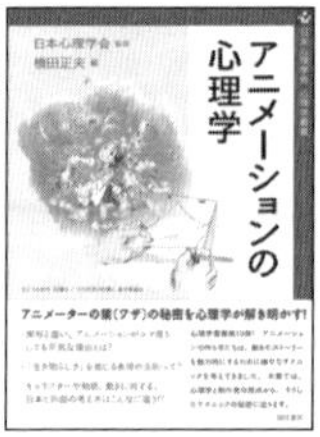

『アニメーションの心理学』

横田正夫 編

アニメーションの作り手たちは、動きやストーリーを魅力的にするために様々な技を考えてきた。本書では、心理学者と作り手の視点から、そうした技の秘密に迫る。実写と同じ枚数の絵を用いた動きよりも魅力的なことがあるのはどうしてか等、アニメーションにまつわる疑問に答えていく。

定価(本体2400円+税)　ISBN978-4-414-31123-5

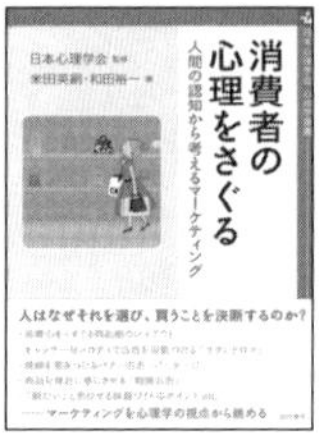

『消費者の心理をさぐる――人間の認知から考えるマーケティング』

米田英嗣・和田裕一 編

消費者の心をくすぐる陳列棚のレイアウト、サウンドロゴ、ＴＶコマーシャルやバナー広告等、心理学を駆使したさまざまなマーケティングの見地より解説。企業の広告に携わる人はもちろん、心理学に興味のある人も必見の、購買行動の心理メカニズム読本。

定価(本体1900円+税)　ISBN978-4-414-31124-2